转化自己:

如何走出第二次大萧条的困境

作者: 邓耀兴博士

2013 年由企业转机中心有限公司出版

印刷于新加坡

印刷单位: JCS 有限公司

目录

第一章: 介绍

1929 年 10 月 29 日, 是大多数上一辈人想将之从记忆中永远抹去的一天! 因为这是美国证券市场崩盘的那个 "黑色星期二", 预示着 "大萧条" 的开始。当然, 在世界上的其它几个地方也可以看到萧条的迹象, 但没有哪个地方表现得像美国那样显著。国际贸易、价格和利润、收入、税收、主要部门和重工业——任何你可以说出来的方面, 都备受影响。且各行业恢复到正常状态颇费时日 (实际上是好几年)。

现在, 历史似乎是在重复它自己, 正如近期的经济状况所显现出来的样子。由于以住房抵押贷款之名的借贷根本不顾后果, 美国和其它发达国家的著名金融机构已经把它们自己带到了一个近乎崩溃或完全破产的境地。它们当中的一些机构能够幸免于难, 但付出了转销坏账的代价, 而其它的机构甚至没有足够的资金来抵消它们的损失, 且将不得不以破产为终结。

一些公司发现它们的名字出现在日报的头版头条上, 比如贝尔斯登、雷曼兄弟公司、房地美、房利美、华盛顿互惠银行、美国国际集团、花旗集团、通用汽车、克莱斯勒等等。接着是中国被污奶粉的问题、麦道夫的金融丑闻、禽流感、信贷市场信心的崩溃、股市和房地产市场的暴跌等等。危机接二连三! 我们正跌入第二次大萧条的漩涡中吗?

当然, 或许你不是这些公司的雇员, 或许你根本就是另外一家公司的高级主管, 甚至你是在另一个国家——但在这些千变万化的情境中你心里最关心的问题是, "我还能够安全多久?" 请不要忘记, 对美国产生影响的事件, 也同样会对世界上的其它国家产生影响! 我们是相互关联的同一个世界。你的内心不可能对外部世界发生的事情永远无动于衷。因此, 现在在你的内心里建立积极且勇敢的强大庇护基石显得尤其重要, 那可以让你立于不败之地!

虽然时事似乎相当可怕且令人焦虑，但你根本不必失魂落魄或痛苦悲伤。本指引应该能够帮助你走出困境。这些指引来自于广泛的研究，旨在帮助像你一样不知道如何处理现在所面对的挫折的人。因此，请让我通过一些步骤和方法带领你穿越困境，帮助你转化你自己，使你能够面对不断变化的时代，不断向前！看完本书，你将学会如何带着勇气，做好面对经济衰退的准备，成为赢家！

我试图在本书中涵盖与此艰难时世直接或间接有关的有利于你的所有内容。在开头的几个章节，将直接讲述在你感觉到你处在危机情境中必须立即采取的行动。在接下来的几个章节，你将有机会了解在第一次经济大萧条中人们克服挫折的做法。然后你会进一步了解到可预见到的此时会遭遇到的挫折。最后一个章节全面讲述有助于你在即将来临的大衰退中不畏压力而立于不败之地、不断提升、适当处理工作的各种技巧和技术。最后，本书希望有助于你在经济衰退在成为一个更强大的人。这有助于你成为他人的楷模，每个接触到你的人都由衷地赞叹："这个人是积极思维和极具勇气的活生生的代表人物！我多么希望我也是那样的一个人！"本书希望有助于你"转化你自己"，做好应对即将来临的困境的准备——或许这个困境就是第二次大萧条。

在下一章节，我们将会回顾 1929 年第一次大萧条时的境况。

第二章：第一次大萧条发生了什么事？

在探讨如果第二次大萧条降临到我们身上时我们能够做什么之前，让我们来看看在第一次大萧条期间发生了什么事情。如果我们愿意以史为鉴的话，历史总是能够为未来提供借鉴。花些时间回顾在第一次大萧条期间发生的事情是很重要的，因为今日的世界与 1929 年以前的世界有很大的不同；与第一次大萧条时期相比，我们的生活方式和收入类别已经有了很大不同。

在 1929 年，世界范围的经济衰退发生在大多数地方；在最具历史性意义的 1929 年 10 月 29 日，美国股市崩溃，标志着大衰退的开始。接下来发生的一系列经济衰退，在 1930 年代的早期，在一些不同的国家在不同的时间结束了，而在一些国家，衰退直至 1940 年代才结束。

在第一次大萧条期间，国际贸易、价格、利润、税收和个人收入都受到很大影响。谷物价格下降 40%至 60%。重工业和建筑业受到严重打击；工厂关闭，上百万人失业。随着股市的崩溃，银行和金融机构破产，几百万人突然失去了储蓄。丧失抵押贷款的赎回权使很多人无法生存。

在 1930 年代早期，在美国有 430 万人失业，在一年之内，有超过 8 百万人流落街头。无须赘言，这是最艰难的时日；随着经济大萧条的发生，许多家庭的精神也受到重创，因为他们无法应对。

然而，尽管世事艰难，还是有很多家庭在大萧条中生存下来，而且变得更坚强，更有智慧。他们所经历的故事，显示出无法想象的适应力、付出和辛劳。值得注意的是，这些家庭的大多数都是大家庭。

有很多只有一盘饭菜吃、自己做衣服穿和多年的兄弟姐妹离散的故事。有很多男人和女人走数英里去寻找工作的故事。在最密集的社区，没有人叫修理工做零工，邻居和朋友互相帮忙，当作一份"补贴"。有很多家庭把食物分给那些来到他们门前讨饭的人,尽管他们桌子上的食物并不很多。在农村社区，有很多水果和蔬菜，并且很廉价，因为价格已经急剧下降。

大多数家庭自己在花园里种植蔬菜。娱乐需求受到限制；收音机只连续播放几个小时，有时候去看付得起的电影。在这种环境下长大的孩子是坚强和不屈不挠的。他们知道，他们将不得不在14岁后即开始工作。

找工作本身将是一场生存的考验，当他们找到工作时，工资将是微薄的。艰难的环境迫使他们进行创新，并使他们扩展自己。最后，这些价值使他们站立起来。许多年后，当他们想起大萧条的艰难时日时，他们记起在密集的社区中，人们总是愿意互相帮助，游戏和运动使他们努力和坚强，奢侈品是闻所未闻的东西，一顿蔬菜、面包和一些水果的饱餐就能让人感到非常满足。肉经常是兔子肉，有时候是松鼠肉。

现在，面对新一轮的经济衰退将并不容易，因为人们的生活方式已经改变，人们已经习惯了很多他们将不得不放弃的东西，有很多人与大萧条时代的幸存者有很大不同。因此，越早开始准备越好，当衰退冲击人们的时候，人们在心理上和经济上都更能承受。

在接下来的章节中，我们将列出实际上我们可能会面临的障碍，并说明我们可以如何去面对这些挑战，并继续提及第一次大萧条时人们是如何面对困境的。从个人的角度来看，可能会有很多的不幸事件，这些不幸不仅发生在你的成功道路上，还将改变你未来的整个职业生涯及个人生活。虽然我不想说得过于悲观，但对我来说，如果不记取1930年代那个更黑暗日子的经验的话，将是愚蠢的。虽然许多家庭在1930年代的大萧条中生存下来，但也有许多人自杀及遭受饥饿。1920年代的商业和投资都繁荣的景况突然在仅仅几年间就变成了等待救济粮的队伍排成长龙的景况。

我们可以乐观地希望这一轮的衰退不会发生。但是，如果我们有智慧的话，我们必须记住过去的教训，并为新一轮的衰退做好准备。经济萧条不会提前打广告，它只会在你知道之前击中你。

前面所述的很多近期的经济活动已经清楚地表明，我们很可能不久就会遭遇到另一场大萧条。虽然没有恐慌的理由，但绝对有理由做好准备。这实际上就是本指南的真正目的，列出有助于你面对第二次大萧条的选择，如果第二次大萧条真的来到的话。本指南包含两部分，前几章检视如何面对经济低迷的几项选择。第二部分广泛地探讨如何在工作场所和家庭中管理压力，特别是如果你成为少数幸运者之一的话，你一直能够保持工作，但不得不面对大量的困境和额外的工作压力。

以上所讨论的都是几十年前的高管们所面对的障碍。在此讨论这些问题的目的是为下一次的大萧条做好准备，如果下一次大萧条会来的话。在接下来的一章中，我们将探讨高管们在新一轮的大萧条中可能不得不面对的障碍。这是快速接近我们的另一场大萧条。让我们都为即将到来的衰退做好准备。做好准备有助于我们解决在未来的艰难时日里出现的问题。

下一章我们讨论当新一轮大萧条开始时全世界的人都将要面对的问题。

第三章: 什么是这个时代我们所面临的障碍?

美国房地产泡沫的破灭引发了一系列的金融灾难，全球金融市场产生了一系列的连锁反应。经济学家预测另一次经济衰退将会到来，除非政府能够支撑他们的金融机构。但似乎无论他们试图注入多少资金和采取多少金融救济，各行各业的衰退已经完全不能阻挡了。

当我们回忆起第一次大萧条及它带给我们的苦难时，如果我们还没有做好准备的话，抓紧时间尽早面对极可能把我们完全吸进漩涡的现状就显得特别重要。了解等待着我们的是什么，让我们能够在第一时间看清楚如果预期的衰退变成一个现实的话，将会发生什么。

词典将"障碍"定义为"发生了一件起阻碍或妨碍作用的事情；一些起阻挠作用或令人沮丧的事情"。

源自美国华尔街的金融危机就是一种"障碍"，它已经渗透到世界上的每个角落，因为美国金融机构在全球各地的市场上都有投资。美国的次贷危机已经暴露出金融结构像一个由跨过各个国家的卡片构成的摇摇欲坠的房子。被认为是财务稳定的坚挺的机构今天已经倒塌。打开电视、听听新闻、看看报纸——每天到处都在谈论这些话题！事实上，这些事件已被称为"金融海啸"（海啸＝海底的地震或火山爆发，它带来破坏性的海浪）。为了更好地看清现在到底在发生什么事情，让我们回顾一些事件:

许多美国人通过次级贷款获得了房屋所有权。虽然这些人中的很多人最终得到了房屋所有权，但不是所有人都能成功地获得所有权。许多人陷入财务困难当中，因为他们无法再支付贷款的利息，其他人也无法再按原来的利息偿还贷款。这使很多人陷入失去房子的境地。这是症状之一，表明经济衰退正在发生并显示出衰退的迹象，就像第一次经济大萧条那样。

这次经济衰退或许已经开始远离美国，但现在可以感受到来自欧洲的冲击波。欧洲的股票市场也看到了它自己的低点。被认为是对西方的金融危机免疫的亚洲也受到冲击波的影响，失业率上升，下滑的出口业务抑制了经济的发展。

经济衰退不仅影响到信息技术类的公司，但诸如戴尔和微软这样的公司也受到影响。微软的主席比尔盖茨警告说这是"相当严重的衰退"，它可能会把失业率从目前的6.1%推到9%。

在日本，中央银行对货币市场注入84亿美元。这完全是因为中央银行正试图避免经济下滑。

另一种观点认为，美国信贷市场的动荡已蔓延到全球，促使欧洲和美国的中央银行给金融系统注入数千亿美元，以保持金融系统的平稳运行。

问题是日益严重的，因为近年来信贷市场已经以复杂的方式进化了。对冲基金和其他金融公司已经开发出被称为衍生产品和信用违约互换的工具，这些产品将贷款分割成更小的份额并销往世界各地。许多这样的工具是模糊的，并且很少交易，人们很难了解其中的哪些是有价值的。

各种后果还可以继续罗列下去，特别是对能源、大宗商品的价格和整个供应链的影响。

让我们先看看我们现在正面临的情境可能会有怎样的后果。当最坏的情况真的发生或甚至还没有发生时，对最坏的情况的了解将有助于我们分析和列出我们能做什么的选择。

(1) 由于公司压缩规模而失业 -

鉴于全球经济的急剧倒退，"压缩"或"削减脂肪"已成为今天的残酷现实。报纸上充斥着工人下岗的新闻——它可以是德国的Diamler-Chryslar公司和其他公司，也可以是英国的汇丰公司，美国的瓦特产业决定解雇350名员工，而新加坡星展银行正在解雇900名员工。新兴市场将大幅削减业务处理单元的公司翻译成"批发裁员"的公司。这种场景在印度特别明显，印度是一个有很多这种单元的中心。

无论原因是什么，失业是最大的恐惧，身处链式反应的环节中，如果与链条脱节，将导致个人及其家庭的最终崩溃。

(2) 由于公司破产而失业 或失去业务 -

商业破产可以定义为"企业组织宣布其没有能力偿还债务"。

想象你是一位企业主管，你的公司正处在财务亏损的状态中。你的公司现在是债务人的角色。你可以主动宣布破产，或接受你的债权人对你提出的法律指控。由于你的公司无法偿还债务，一个破产受托人可以接管你公司的财产并对财产进行清算。公司收益会被分配给你的无担保债权人。

有几个因素会导致企业破产。这些因素可以是欺诈性索赔、虚假的陈述和声明或挪用企业资金。一个实例是安然公司及其会计事务所亚瑟·安达信公司。公司创建了为了特定目的的实体或主体企业以创造利润和收入。而且，它没有在其财务报表上报告这些"黑幕"交易。该公司于2001年破产。

导致企业破产的一些其它因素可以是相关的重要文件和资产缺乏透明度和问责制、商业组织的地理位置不当、企业管理不良、客户丢失、企业欠款、无法面对相似企业的竞争或缺乏维持公司运作的资金等，如甘泉香港航空公司、Commodore International公司及雷曼兄弟公司等。

无论原因是什么，如果你的公司破产了，那么你也就失去了工作和收入。如果你所做的业务依赖于另一种业务，而该业务已无法运转，那么你也是处于危险当中；你甚至可能招致大量的企业债务并由此破产。

(3)没有能力满足财务承诺 -

失去一份工作和一份安全的定期收入最终会导致无法支付费用。还贷和债务将最先遭殃。通常个人出于一个错误的优先秩序感觉，继续支付住房贷款，直到他们所剩无几。信用卡债务也属于这个范畴，并会成为快速耗尽资源的无底洞。

(4) 工作失败 -

每个人时不时都经历过工作的失败；毕竟，人不可能一辈子都毫无差错！工作失败的原因可能是办公室工作的压力过大。也许你的组织人手不足、办公室政治影响提升、由于竞争激烈而丢失业务或公司快要破产、管理层给工人发放的工资不足。这些都会导致办公室的士气低落。

在衰退时期，所有这些因素与已经存在的害怕被裁员、大幅减薪及迫在眉睫的财务危机的恐惧感交织在一起。这一切使在工作需要的时候，有时人们无法工作并做出应有的贡献。这种感觉是一种强烈的压力、恐慌甚至抑郁。在很多方面，这将是一种恶性循环。有采取行动的必要，但又担心会发生什么事情。下面的这首诗告诉你恐惧充满心头时会是什么样子。

　　我同意可能发生的问题的这个列表似乎并不完整。但所有你需要做的就是坚强。障碍可能还有很多，但我们总能找到获得成功的方法。有克服这些障碍的方法。让我们现在去看光明的一面。让我们来找到避免这些障碍的结果的方法。在下一章，我将阐述在这种严峻的经济形势下的我的想法。现在我们将讨论，如果严峻的形势出现时，我们的应对方法和手段。

第四章: 你能够采取什么行动来克服或面对这些障碍?

这是一个危机（CRISIS）的时代。实际上，从危机（CRISIS）这个词的各个字母所代表的含义我们可以学习到一些功课:

C – 性格（*Character*）。.这是一个检测各层面的人是否有处理危机的性格的年代——检测领导力的耐力、面对压力和失败的能力、保持清醒头脑的定力等。正如前面所述，人们当然能够从第一次大萧条中获取收益，变得更强壮及更有智慧。

R – 复原能力（*Resilience*）。能在危机中生存下来的人必须具有管理困境和挑战的复原能力。就好像钢铁能够让钢铁更锋利一样，复原能力将能够磨砺一个人的性格。

I – 互相依赖（*Interdependence*）。这场危机已经告诉我们互相依赖的重要性。发生在亚洲千里之外的一场小次贷问题能够迅速地改变亚洲财富快速增长的潮流。亚洲并不是一个与世界的其它地方没有关联的地方。我们生活在一个全球化及互相依赖的世界里，我们无法忽视来自遥远国度的威胁。

S – 安全（*Safety*）。人们倾向于在年光好的时候把谨慎、风险管理和安全抛到九霄云外。他们透支、贷款并生活得入不敷出。现在，他们正为此付出代价——因为他们必须偿还所有的这些借款。

I – 无知（*Ignorance*）。.这是毫无理由的。很多人因贪婪而投资于各种金融工具，比如雷曼兄弟的迷你债券和马多夫的债券。他们根本不怎么了解这些金融工具，现在他们血本无归。

S – 无常（*Suddenness*）。这场危机告诉我们，财富来来去去变化无常。2007 年，世界经济正享受几十年来不曾见过的最快增长，但在短短不到一年的时间，形势就转向最坏的方向；毫无防备，而且突然。

这是一个艰难的时代。甚至当我们走出这场大衰退时，高管们依然有理由认为他们自己处在危机（CRISIS）的时代。接下来的几页，我们将为你提出解决方案。

你可能很快就会遇到在前面的章节中我们所讨论的障碍，这可能会使你感到震惊。那很好！但不要让它们把你压倒。

从危机（CRISIS）中学习。现在是你必须变得警觉、果敢并采取一些积极的措施来为未来的日子武装好自己的时候了。如果你把这作为一种挑战，你将会发现你可以驾驭这种情形的一些事情。但你必须在这种情形到来之前完成这些事情，而最好的时机没有比现在更好的了，马上开始行动吧！请记住"一针及时省九针"这句谚语。如果你等到经济进一步衰退时，可能就太晚了，因为每一天的损失都会进一步消耗你不断减少的资源。

请记住上面的同心圆，因为它是使身体和经济发生变化的最重要的标准和先决条件。再多的身体或经济准备都无法帮助你应对1929年华尔街崩溃时所造成的财务损失。你将会明白在某种程度上说，当全球股市和房地产市场崩溃时所造成的损失不亚于1929年华尔街崩溃时所产生的损失。因此，无论你做什么，你自己的心理准备才是最重要的。

接下来你必须让你的配偶和家人也做好精神准备，以便他们为必要的牺牲做好准备。这种精神准备是一种心理上的准备，如果你想在即将来到的衰退中生存下来的话，你必须为你将需要做出的改变做好准备。这意味着你对金钱及你已经习惯了好一段时间的舒适生活做出一个大的调整。你必须放弃很多你和你的家人这些年来认为理所当然的东西。如果你或者你的家人不愿做出这些艰难的调整、而且你选择把头埋在沙子里、采取鸵鸟政策的话，那么你肯定会遭受厄运，因为一旦困难降临到你身上时，你无法选择其它的应对方案；到那时你可能会一无所有。

在上面的图中你可以看到我对处理和管理压力及抑郁的要点，这或许可以成为你的一个杀手锏。为了转化自己，你必须首先从精神和世俗的层面上了解你生活的目的。我们都是这个世界的一名过客。了解我们为什么会在这里及当我们离开时将会给这个世界留下什么是很重要的。因此，清晰我们的目的是转化我们自己的第一步，这将会使我们能够面临严酷的经济环境。当我们遇到困难时，我们能够坚持下去，因为我们知道我们存在于这个世界上的目的。这是那个同心圆所表达的核心思想。

接着再看同心圆的外层，你需要运用你所拥有的身体能力、情感支持及所有的精神力量和技能组合。这些都是你可以控制的因素，与同心圆外面的环境因素 不同。智慧地、明智地运用它们来实现你的核心目的。

同心圆外面的因素是你无法控制的。这些因素包括外部环境，如果不能适当处理这些因素的话，这些因素也会给你造成压力并使你抑郁。你应该试着看看内部的核心因素，使这些因素有利于你。面对由全球衰退这个外部因素导致的危机，你也必须从危机（CRISIS）中学习，运用你的身体、精神和情感能力穿越危机。由此，你继续勇往直前，直达你内心的核心和目的。这需要你保持头脑清醒、冷静、明智并从危机中获得以上所说的益处。

为了证明上面的那个图适用于当前的危机，你必须重新审视你过去的生活目标。例如，您不能继续像以前那样生活。你要冷静地接受不可避免的事情、接受你的生活方式将会发生很大改变这个事实，这是在危机期间要做的首要事情。它能让你开放地接受改变和牺牲。它能够让你的家人有一个共同的目标，大家认识到为了度过艰难的时日，必须做出调整、牺牲和分摊费用。如果没有共同的目标，很难大家一起齐心协力共同度过困境。

接下来，你必须坐下来，好好地想一想，你需要做些什么。做好精神准备是非常重要的。现在你必须制定一些可以实际实施的措施，在还没有太晚之前。如果现在你这样做了，你将能够让你的资源可以利用得更久，当困难来临时，这将会反过来在情感和精神上给你提供帮助。虽然你必须独自做很多的准备和分析，但你也必须和家人一起做决定，因为你们所有人都需要做出改变。

作为一个家庭，你必须尽可能找到节约和节省尽可能多的钱的方法。现在你必须简化你的生活。那些在1930年代幸存下来的人就是通过坚强的精神力量和节俭精神度过艰难时日的。如果你家里有从那个年代过来的人，你会看到他们的习惯，你会看到他们在一生中都过着节俭的生活，因为在艰苦岁月里学习到的教训是难忘的。他们讨厌扔掉任何东西，在大萧条结束很久之后，他们还是担心有可能以后会用到那些东西。过去的经验肯定会对未来有用，如果节俭对他们是有效的，那么当同样的经济困境再次威胁我们的时候，我们为什么不利用呢？

下面我提出一些你可以实施的措施。你还可以根据你的身体、精神和情感能力想出更多的方法。

制定预算:

你必须这样做，因为现在你必须减少额外的费用。首先，你可以学习按一个紧缩的预算生活。做到这点的一些方法包括拼车、在家做饭和吃饭、并准备第二天带午餐出去吃，学习如何废物利用、减少社交活动、学会节约能源和减少水电费、少

16

买衣服、让你的孩子穿些旧衣服、买旧货、卖旧货、不买礼物不送礼。这些调整将会增大你的储蓄，而这些储蓄应该存入家庭紧急基金中，必须建立家庭紧急基金以帮助度过艰难的日子。

建立紧急基金：

你为什么需要设立紧急基金呢？这是面对不确定性所必须的。你有一个家庭需要供养，如果你突然失去工作（而且在经济衰退期间裁员是突然发生的）的话，你需要一些钱来帮你度过难关，可资助的时间越长越好，否则你会流落街头。

您必须预存一笔费用，预计这笔费用够你花费一、两年，这样你失业期间可以有所依靠。清点任何属于你的资产，摆脱所有你可以摆脱的债务，比如信用卡债务，如果可以的话，甚至摆脱房贷债务。如果你觉得你的处境非常艰难的话，你甚至可以考虑出租住房。请谨记，价格在下降，如果你现在支付高额利息的话，过段时间，你所倚赖的资产可能不值那么多钱了。而且，如果你现在出售昂贵的资产，等到衰退结束的时候，你随时可以按低得多的价格买回原来的资产。

分析你在公司里的地位：

作为家庭的主力，你必须多想想你的工作、你在公司里的地位，要分析一下如果公司境况不好的话，它会如何对你。不要犹豫，要问问你的公司，它现在的境况怎样。如果它看起来无法持续经营，那些你现在就要更新简历，现在就开始找工作，不要等到公司破产的时候。

与此同时，诚实地分析你在公司里的表现。很多公司已经开始"削减脂肪"。你是"脂肪"的一部分吗？你是否表现不佳？你所起的作用是否是公司必须的？或他们可以不需要你的服务？如果你的答案是肯定的，那么你要多合计合计了。虽然或许有点晚了，但你仍然可以振作起来，提升你的技能，并开始认真工作，让你自己对你的公司有所价值。

分析你自己的长项：

如果你的公司快破产了，你必须准备好离开这家公司。列一个清单，看看你还能做些什么。你是否有任何其它的资格，由此你可以找到其它的工作？你可以学习些什么——你是否能够很快地掌握一项技能？你能提升现有的技能吗？你可以做些什么事情，令一家公司想要聘用你？列出你的选项并开始行动。

尝试多项经营：

如果你可以在业余时间经营你自己的小生意，那么当你失去工作时，它可能能够为你提供就业的选择。或许有一些你一直想开始做的小生意。现在你可以做了，但要以最少的投资开始，让利润维持低水平，因为其他人也正经历和你一样的财务不确定性，他们无法支付高昂的价格。让你的配偶和孩子也参与经营，这样不用聘用劳力。但当你一边工作，一边开始经营业余的小生意时，你要确保你的生意不会和你的雇主发生冲突。因为你肯定还想在公司里工作，那么，你就不要让雇主在境况不好的时候找到任何开除你的理由。

创新地、高效地工作：

创新和高效的重要性无以复加。在一个竞争激烈的社会里，在任何既定的时间内，如果你想领先他人，那么拥有这些品质是必须的，但在经济衰退时期，这就是生存之道了。要具有创新精神，并高效地工作，无论是在你表现价值的办公室，或是在寻找新工作时，或甚至面对一个生意机会时，或寻找增加你的紧急基金的途径时。持续地问自己，"我是否足够高效？我是否可以做些其它的事情，以获得更好的结果？为了提高效率，我还可以利用什么方法？"

为了说明创新和高效这两个特质在现在这样的时刻是多么重要，让我们回看 1930 年代的大萧条，看看汽车行业的情况。1924 年，美国大约有 110 家汽车制造公司，到 1927 年，这个数字已经下降到 44，到 1936 年，福特、克莱斯勒和通用汽车这三家大生产商控制了 90%的汽车市场。

为什么在大萧条期间他们成功了而其他人没有成功呢？

他们成功是因为他们做了一些研究并采用创新的方法来提高他们的效率。而其他的制造商继续专注于工艺，这些工艺最终使他们破产，因为那样不仅成本高昂，而且萧条期间的经济也不需要那样的产品。三大幸存下来的生产商运用创新的流水线生产系统和标准化组件。这些方法使他们能够给消费者提供他们那时候所需要的东西，而且大幅降低了生产成本，这使他们能够持续经营，度过经济衰退的时期。这应该说是一个工业的例子，但这些基本的原则也适用于个人、家庭和小型企业，运用这些原则也可以获得同样有效的结果。然而当我们快进入2008年的时候，这些昔日创新和高效的汽车巨头却濒临破产。这些年来他们已经失去了竞争力，因为他们忽视了创新和效率。他们的市场份额输给了亚洲的汽车制造商。

请谨记汽车工业的这些例子，并清楚地了解经济萧条将是对效率、创新和生存技能的一场测试。此外，要量入为出，控制你的经济未来，不要让你的公司或华尔街上的其他人来控制你的经济未来。这些方法已经由我们的上一辈人尝试和检测过，这些方法现在依然有效。当你能够控制和阻止你和你家庭的未来陷入绝境时，即便困境来临，你的情绪和精神也都是放松的，你能够在失望和平静之间游刃有余。重要的是，要记住坏的时代不会永远持续。所有下降的东西都会再次上升，你只需好好地感谢一切，庆祝你度过了困境。

为他人提供帮助:

正如1930年代人们所做的那样，你可以对那些比你不幸的人施以援手。或许你不能够提供金钱的援助，但你可以提供其它方面的帮助。这会让你感觉到有意义，让你感觉到你的价值，那是一种美好的感觉。

我想让你知道的是，总有一条出路。你可以转化你自己，把消极的转化为积极的。请看下一章，看看你如何能够做到。

第五章: 愈挫愈勇

在这一章，我们将讨论如何积极地运用你的压力来给予你力量。第二次大衰退给高管们带来很多问题。如果你是紧缩或甚至破产的牺牲者，你一定不要让这些挫折来阻止你在成功的道路采取进一步的行动。把这些挫折当作挑战，可以帮助你在成功的道路上更进一步。别让它们阻止你。

挫折不是没有任何意义的，常言道："挫折有益于你的灵魂"！你的挫折、你将会经历的困境将只会强化你的内在，只要你以正确的方式来处理它们！而你的那种经历也会强化你的身体、心智和灵魂！

不要让经济的减速给你造成消极的影响并让你愤世嫉俗是很重要的。阅读那些经历了1930年代大萧条的人的故事；所有的这些人对他们所经历的艰难处境都有一些积极的描述。如果你翻回到第二章，看看在第一次经济大萧条期间实际发生的事情，你会看到许多幸存者变得更强大，并非常珍视互相帮助，他们过着艰难和简朴的生活，他们珍视努力工作和节俭生活的价值。

学学这些人，请谨记最重要的是，当你在生活或工作中遇到任何障碍时，它都只是暂时的。它可以被当作是一个伪装的祝福，因为如果采取正确的角度来看的话，它可以让你更加坚定地要实现你的目标。

现在，如果挫折作为一个永久的"敌人"驻扎在你的生活中的话，那这完全是你自己的错！通过让一个负面的境遇控制了你的思想，你将没有理解到什么是真正属于你的东西！你将浪费掉可以让你的真实能力发挥出来的机会。从托马斯·阿尔瓦·爱迪生这样的人身上我们可以得到启示。他把他身体的缺陷当作一份"伪装了的祝福"——他的一只耳朵完全聋了，另一只耳朵几乎听不到声音。但他没有呻吟和抱怨；相反，他认为这是一件非常棒的事情，他可以少和人交谈，并把更多的时间花在工作上！

请谨记，即便是到达了顶峰的任何领域的"伟人"也都是经历过很多挑战和挫折的。他们与非成功者的差别在于，他们下定决心不放弃！从22岁即离开人世的特里·福克斯身上我们可以得到启发。

这个小男孩出生在温尼伯，在不列颠哥伦比亚省港口高桂林长大。甚至在青少年时期，他就非常喜欢各种户外运动。遗憾的是，在 18 岁的时候他被诊断出患有骨癌。医生切除了他膝盖以下的右腿。但这能使特里的精神受到抑制吗？绝不会！甚至在医院的时候，他也更关心遭受痛苦的其他癌症患者（特别是儿童），而不是自己。

在他出院后，他发起了"马拉松希望"活动。特里跑过加拿大并为癌症研究筹集资金。1980年4月12日，马拉松很低调地开始了。143天后，他跑过了3339英里的旅程。特里不得不停止跑步，因为癌症已经扩散至肺部。勇敢的运动员在1981年6月28日离开人世。但他的故事还没有结束。他的勇气成为大家的遗产。

甚至在现在，人们依然纪念他，一年一度的马拉松义跑仍然在加拿大和世界各地举行。癌症研究已经受益的基金总量达4亿美元！

因此，重要的是，你要把当前的经济挫折当作挑战，作为一个学习的经历并不断前进。不断回头看并总是沉缅于过去的错误会让你无所适从。只专注于你想要的目标，让自己从内在开始强大，相信你自己能够在每一次的跌倒后重新站起！下面就是如何做到的方法。

培养积极的态度：

首先要做的第一件事是，"培养正确的态度"！培养一种总是自信满满的身体姿态；而你将会看到它对你的精神态度会有怎样的影响。毕竟，是"态度"决定了你的个人气质及你如何处理日常生活的情况。而如果这是一种非常积极的态度，那就更好！当然这并不容易做到，无论通过何种方式——它都需要很大的耐心和毅力。但是，这是可以做到的！

我相信你能够足够现实地认识到，日常生活并不总是一帆风顺和令人兴奋的。实际上，日常生活有一定的规律性，而且大体上是平凡的。与此同时，必定会有一些像目前的经济状况这样的你没有想到的事情会发生。而如果你对此丧失了冷静的态度，你很快就会发现自己陷入高血压、心脏病或其它消化系统疾病的陷阱里。

在工作中保持积极的态度是重要的。既然你把大部分醒着的时间都花在工作上，而且现在工作的稳定在你的脑海里是最重要的事，那么做好工作就是你的首要任务。积极地对待你的工作和你的工作场所是很重要的。你和来自不同背景的人一起工作，他们的性格各自不同——有些是你的同事；有些是你的前辈；而有些是你的下属。因此，一定会有情感的冲突、交流的碰撞以及对失业和破产的担忧！

告诉我，谁没有听说过迪斯尼、迪斯尼帝国的创始人、最可爱的米老鼠的创始人？嗯，几乎每个人都听说过！但是有多少人知道在他最终取得了他得到的东西之前，他经历过怎样的痛苦和创伤呢？我想很少有人知道！

1920年，艾沃克斯-迪士尼动画制作工作室由沃尔特·迪士尼和一位同样热情的动画师艾沃克斯·乌巴共同推出。仅仅一个月之后，他的伙伴就离开了迪士尼，在另一家公司做另一份更有利可图的工作。随着他的退出，公司业务也坍塌。但现在同样的迪斯尼动画片和迪斯尼乐园都很有名！沃尔特·迪士尼就是借助强大的积极态度和应对所有情况的能力来面对他所遇到的情境，并且不失冷静！事实上，在获得荣誉的过程中，他甚至不得不宣布破产四次！

"失败"的确是一个我们都害怕的词汇！失于与人相处，失于接受挑战，失于赚大钱——失败可以是任何方面的。但失败是成功之母也确实是正确的。那些有着乐观态度和勇气的人（比如迪斯尼）都能设法把那些"失败"转变成巨大的成功。

失败

失败是一种害怕失去一切的心理状态-

朋友、关系，稳定、金钱。

当你看到你的希望和梦想

瞬间化为乌有的时候，

你感到绝望。

但你必须牢记，

失败是成功之母。

让你的挫折成为教给你

以前没学过的课程的老师，

让你的经历成为你的向导。

对未来充满希望，

最终能帮助你抵达你想要去的伊甸园。

邓耀兴博士

因此挫折可以成为你的力量。关键是要适当地管理你的压力。如果你学会正确地管理你的压力，你会找到有效控制你的压力的方法。这是下一章要讨论的内容。

压力能够成为一个杀手……。在第六章中，我们将讨论如何管理压力。

第六章：在压力控制你之前管理它-

将你的压力变成你的力量可能不能证明它本身是一件非常容易做到的事情。如果你学会管理你的压力，那它才可能是容易的。没有人能否认，现代的生活方式和过度关注事业的模式导致压力增加。这是一个竞争激烈的社会，每一个职业人都觉得好像有一个达摩克利斯剑悬在他的头上。新的经济衰退成为大多数高管们在职业生涯中拼搏的障碍。有迹象表明这种衰退将占上风。当你所有工作和建树都受到经济衰退的威胁时，情况会有多糟呢？在经济衰退期间，很多妥协的做法被用来调整工作，有谁会足够幸运，还能保有工作？工资可能会降低，福利减少，由于员工减少，工作负担加重，由于经济形势紧张，你要处理一切事务。这种情况的确让人感到很有压力。我同意所有这些因素都会造成压力，但你在这种压力面前，是能够抵抗压力还是束手无措呢？这正是你需要学会管理压力、不让抑郁压垮的时候。

现在放弃就是失败；流产的计划将会拖垮你。在你的生命当中，这是你最关键的时刻，它将决定你的未来，如果现在你在压力面前放弃了，你将毫无去处。因此，要振作起来，在压力控制你之前对压力进行管理。

压力可能会给你的身心造成很多负面影响，你的情绪反应视压力变化的情况可能会有所不同。外部环境的影响会给内心世界带来很大的冲击。压力不会自己离开；你必须面对压力。压力对每个人的影响会因人而异，就好像每个人对情境的反应会有不同。所有的压力，无论是温和的抑或是极端的，都是能够处理和克服的，只是需要付出有很多的耐心并要克服一些困难。这是留给你的"战斗或逃跑"的选择！

如果你决定逃跑，那么最简单的办法就是换工作。但是，在困难面前，你能够逃跑多少次呢？而且，有多少就业岗位没有受到衰退的影响呢？

　　如果你决定去战斗，那么你要做的第一件事就是做一个自我检查，看看你的紧张程度到底是怎样的。此外，亲密的朋友和同事也可以就你的行为给出建议。建议你把你面临的压力及你对其的反应列成一个书面的图表。一旦你意识到你有做错的地方，战斗的一半就已经赢了！害怕经济失败的恐惧自然会给你带来压力。为了避免这种恐惧，你可以回忆过去你取得过的所有成功；这会给你带来勇气！而且，你的家人和朋友永远都会支持你。最重要的是，处理压力的最佳办法是在你的内心里面，而不是在别的地方。——你需要做的是"转化"你自己，只有你能够转化你自己！

　　压力真的会很狡猾！它在你甚至没有意识到的时候就悄悄地潜入你的身心里！许多高管忽视掉所有压力的症状，只是因为他们过于忙碌，没有注意到压力的侵袭。但当压力来袭的时候，你的身体将会首先发出警告信号，不是一切事情都是好的。每当你感觉到这种信号时，你可以确信，你需要放慢速度了。了解关于压力的知识及其如何能够伤害你的身体、心智及情绪。做一个现实的检查——你想成为超人吗？你是否试图一切都自己来做？

　　下面列出的压力指示器可能会有助于你确认你的紧张程度。

　　信号 #1:

　　你突然对家人、亲密朋友和工作中的同事等人发火。回想那些事件，你会发现并没有导致你愤怒的真正原因，你只是觉得想释放"压力"。

　　信号 #2:
　　你不想参加你以前喜欢的日常休闲活动。你已经开始觉得他们花时间远离"有用的工作"。

信号 #3:

抑郁、焦虑、唠叨、担忧和缺乏幸福感是你的新伙伴。你已经变得高度敏感。

信号 #4:

失眠并且疲惫，已经成为你晚上的普遍现象。所有的那些消极想法让你无法放松。

信号 #5:

以前觉得你平易近人的人开始远离你，因为你喜怒无常的情绪让他们无所适从。他们不知道接下来你会怎样。

信号 #6:

你是否经常情绪激动？你是否讨厌批评，并且觉得整个世界都在反对你？如果是的话，你一定是向"倦怠"靠拢了！

信号 #7:

你的专注力和注意力都处于历史最低点。你的工作没有完成，因为你觉得你要被你必须完成的工作压垮了。

信号 #8:

你感到孤独和被疏远。你的社交圈大大地缩小了。

.

上述迹象是心理方面的。生理信号也会表现出来。这些信号包括紧张性头痛、高血压、肌肉酸痛、胸部疼痛、胃病、神经性行为等。

认识到压力并不总是一个消极因素是很重要的。如果采取积极的态度来面对压力，它可以是一个非常积极的催化剂，因为它让你在危急的情况下发挥出最好的水平。但是你仍然需要建立应对那些紧张的储备。这样做才能确保那些压力不能压倒你，建议你练习一些压力管理的技巧，比方锻炼和祈祷。生活习惯严谨、吃健康的食物、呼吸新鲜空气、锻炼身体并以积极的态度面对生活能够有助于你的长久生活，确保你过上没有压力的生活。

祈祷和冥想能够让你从压力中解脱出来，给你带来幸福感。它们的益处还能延伸到你的头脑；事实上，身心的和谐是能够通过祈祷实现的。你得到了解放，因为你把你肩膀上的重担交给了比你自己更强大的力量。对未来充满希望和宁静，有助于给备受冲突和混乱折磨的心灵带来平衡。

如果你没有足够的时间和定力来祈祷和冥想，那么你可以培养每天都去散步的习惯。亲近大自然、呼吸新鲜空气会使你头脑清醒，去除可能存在的内心纠结。当然，健康的营养不应该被遗忘，因为锻炼要消耗更多能量！

中国谚语说——"光荣不在于过去的失败，而在于每次摔倒后都站立起来"。因此，只有当你下决心完成自我转化或转变时，你才能发展出坚强地面对所有挫折和不利条件的能力。或许你可以去找很多辅导员并参加各种有关人格发展的课程，但是记住，你是你自己最好的顾问。你的潜意识会给你的内心带来变化，内心的变化会转化严酷的外部环境，就像小孩子玩的追逐游戏。

要养成和人分享紧张经历的习惯，和那些愿意听的人分享，比方家人、配偶、亲密的朋友、信任的亲戚、治疗师等，甚至善解人意的邻居也可以帮助你放松头脑。放松和睡眠是应对压力的重要手段，我们都不要忘记我们在生活中视为理所当然的关系和优势也是非常重要的。

现在我将列出一些可以帮助你管理压力的其它策略。我相信这些策略将会帮助你完成自我转化并实现你的目标。

第七章： 转化自己的其它策略

有一种通俗的说法就是"成功者永不放弃，放弃的人永远不会成功"。成功者是能够克服大小挫折而出类拔萃的赢家。尽管似乎你周围的世界正在崩溃，但如果你有成功的进取精神的话，你将能够轻易地克服所有在你道路上的困难。毕竟历史上有很多人就是从深渊里奋斗出来而成为世界领导的。

现在我们可以进一步了解一些精神上的建议，以帮助你转化自己并回到正轨上来。

(1) 你的信念如何能够给你提供帮助:

"信念"这两个字蕴含了丰富的意义。如果你想获得成功的话，你可以让这个神奇的词汇成为你生活的一部分。因为这是信任你自己的能力，你可以把你在自己带到新的高度，你可以帮助你自己实现所有你想要的目标。它赋予你一种神秘的力量，协助你克服生活中的各种障碍。如果你、你自己都不相信你自己能够在危机时期度过难关，那么还有谁会相信你呢？

当然，你可以成为你自己的信念的建设者或偷窃者。更进一步说就是，如果你发现你自己的内心在不断担忧或怀疑或痴迷于消极的想法的话，那么你就是让你自己变成了你的信念的偷窃者。而且你将被证明你也给身边的人带去负面的影响！但如果你发展出平和、祈祷和信任的品质，你就是在成为信念的建设者的道路上，不仅是你自己的建设者，也是大家的！

听说过"奥普拉·温弗瑞秀"吗？在这个电视节目之前，奥普拉是一个怎样的人呢？她只是一位女黑人，出生在贫穷的家庭里，但她决心不再继续贫穷！当她终于找到了一份主持人的工作时，她没有呆多长时间就被解雇了。有些其他的雇主要求她改变她的名字、改变她的外表并且不要过于感性。使她继续保持风格的是她坚定的信念，她相信总有一天她会因此而成功。成为娱乐界的一部分的强烈愿望也激励着她。剩下的就是她成功的历史了。今天，她堪称世界上最富有的名女人，据说她的收入越过 15 亿美元！在最近的一次斯坦福毕业典礼上，她说："我们都会遇到困难。我们都会遇到挫折。如果事情出错了，你就是进入了一个死胡同——它只是谚语的活生生版本，"改变的时机来临了"。如果你真的学到了教训，你就穿越了过去而不必再次学习。如果你还没有吸取到教训，它会变个方式再来给你补课，它可能会穿条裤子，或可能会穿条裙子。"

在此我必须再次提到托马斯·阿尔瓦·爱迪生——在最终成功地找到第一个有效的白炽灯泡之前，他进行了2000多次的不同试验！对此他说的是"我从来没有失败过。我发明了灯泡。这恰好就是一个2000步的过程。"这就是那个被他的老师称为"不会有多大出息"的人！他发现在学校里学习很困难，于是他妈妈只好承担起对他的大部分教育——她在家里教他。

(2) 家人和朋友的支持：

对任何个人来说，最大量的道义和情感支持是来自家人和朋友。没有他们，你真的会觉得自己像个空壳。因为即使全世界都反对你，他们也还是在你身边，仅仅因为他们非常相信你！你的朋友，事实上，有时候甚至可以被证明比你的亲密家庭成员更客观和乐观——由此你能够轻易地克服最严重的障碍。你无法挑选你的家庭成员，但你可以选择你的朋友！因此，与你身边乐观的积极心态的人交往就显得尤为重要！

爱你的人会坦率地指出你的优点和缺点。这可以帮助你更好地专注于并实现你一直想要有的个性上转变！毕竟，我们来到这个世界上是要成为你可以成为的最好的"你"！

因此，总是给予关心、关怀和感恩，你也将会得到同样的回报。当你把这种态度到你工作的地方，你将能够创建一个更健康的工作环境。

　　如果说奥普拉·温弗瑞能克服所有的困难并取得非凡成功的话，罗琳的故事也同样是鼓舞人心的。她是非常成功的《哈利·波特》系列书籍的作者，现在的价值约为10亿美金！1990年，她开始写她的第一本书，1996年她最终完成该书的写作。该书名为《哈利波特与魔法石》。在此期间，她失去了与她很亲近的母亲，她45岁的母亲患有多发性硬化症。罗琳与葡萄牙记者的婚姻破裂了。她没有工作，她必须独自抚养一个孩子。尽管发生了这些个人悲剧，尽管完成第一本书的时间很长，但罗琳从来没有放弃过。她只是缓步前行。进一步的失败接踵而至。1997年，这本书在第13个出版社同意出版之前，被12个出版商拒绝过！当然，这之后就没有再回头！现在，人们排长队，等着商店在早上开门，以便能够成为第一个拿到最新出版的《哈利波特》的人！而且这还不是全部——这位女作家还把很大一部分收入捐赠给慈善机构。"我想当你获得的远远超过你所需要的时候，你有一个道义的责任，用它来做有智慧的事情，并明智地做。"她说。

　　她评论她自己的成功——"钱是我最后希望的东西，只是因为我非常习惯于快破产了。钱从来没有在我最疯狂、最狂野的想象中，如我们所知道的，我有一个很好的想象力——如果我曾经梦想过的话，那就是我将会有哈利带给我的成百上千张钞票。"

　　(3) 家庭教养的影响：

　　为什么说你是你的环境的产物呢？那是因为你的家庭教养塑造了你思维的过程及你如何处理日常生活和工作的情况。如果你一直成长在一个安全、温暖和有爱的家庭里，那么这当然是一股强大的家族力量，这股力量会给予你面对任何可能发生的情况的勇气，无论是在学校、大学或工作场所。自信、刚强、耐心并懂得如何与人相处——这些品质的形成都自然而然。

但这是否意味着如果你并没有足够幸运生活在一个家教良好的家庭里，你就将变成一个懦夫、一个犯罪呢？这是否意味着你没有权利快乐呢？绝对不是！显然你无法控制你被如何抚养，但是现在你有权利决定你未来的生活将会怎样。当然，远离你所熟悉的一切并转入一个陌生的世界并不容易——但只有当你"养育"了你自己后你才会找到真正的幸福。你是你自己命运的创造者！

例如，美国参议员巴拉克·奥巴马就一直负责创造他自己的命运。他没有耀人的背景。没有人能够想象，这个人是现在的美国总统，他出生和成长在肯尼亚的一个小村庄。他的父亲是一个国内的仆人，奥巴马曾经把时间花在放牧山羊上。

直到他搬到印尼、后来又到了美国后，他才意识到教育的重要，特别是法律和政治的知识，是改善社区生活品质的良药。因此他获得了法律学位，后来他成为哈佛法律评论的第一位非洲和美国裔总裁。2004年，他当选为美国参议院议员，2008年11月，奥巴马成为第一位美国黑人总统。

(4) 文化和价值观:

作为一个团队的领导，你是负责人，你和其他人一起塑造出你的组织的文化和价值观。实际上，是你个人的价值观延伸进你的组织里并帮助塑造组织的企业文化。

你的教养和学习将决定你是否能够学会尊重你的同事，尽管有时候你们的意见有分歧。你是否会允许下属有决策自主权？你的可靠度和可信度如何？事实上，你在公司里的所作所为取决于你的文化和价值观。如果你发现某些价值观是负面的，那么不要学他们！准备好接受新的和积极的价值观。

(5) 询问上帝，他将会给你帮助：

信仰不是你在商店里能买到的东西。这是一种必须从内心里开发出来的东西。你必须关注你的内在自我发出的声音。

当务之急是你要信任祈祷的力量。每当你感到困扰或面临一种似乎工作太多、无所适从的状况时，你可以与上帝交谈。他肯定会给你指出一个办法。对造物主的坚定信念会驱走所有的恐惧并给予你力量去处理任何和一切可能发生的事情。你将总是感觉到非常安全!

每个人都听过的一个牧师，诺曼·文森特·皮尔，童年的时候他送过报纸，挨家挨户地卖过锅碗瓢盆，还在一个杂货店里打过工。他没有选择，他不得不帮着养家。此外，他有着强烈的自卑感!为了克服这种障碍，他决定尝试"自语"。后来，他变得如此擅长自语，他开始被认为是世界上最积极的思想家之一!现在，他把积极性传给别人。他所有的谈话和书籍的内在主旨是——"和你自己交谈，但也和上帝交谈；他会聆听!"所有相信上帝的人都发现，他们更容易转变和反击。你对上帝的信念能在这方面给你带来巨大的帮助。你知道你不强大，但是你知道最终的权力是神，你知道神爱你，并关心你。这有助于转化。

(6) 重头再来的例子：

历史书里有很多著名人物战胜困难、突出重围的故事。他们不被他们所面对的逆境困扰，在他们的内心深处，他们强烈地渴望实现伟大的事业。

其中这样的一个人是苏格兰国王罗伯特一世，他也被称为罗伯特·布鲁斯。有一个有趣的传说与他的名字有关。这个传说是这样的；罗伯特·布鲁斯在与英格兰的战斗中经历了一系列的失败。有一次，他不得不躲进一个洞穴。在洞穴里时，他注意到一个小蜘蛛试图在洞穴的一个角落里结网。它失败了好几次，但并没有停止尝试。最后，它成功了！被蜘蛛的勇气所鼓励，罗伯特·布鲁斯重新鼓起勇气与英格兰作战并大获全胜。从这个故事中我们可以学到什么呢？"尝试，再尝试，直到成功！"

另一个伟大的人物是亚伯拉罕·林肯，他战胜所有困难，最终成为美国总统。林肯出生在父母没有受过教育的家庭里，但他自学，会读会写。他缺乏正规教育，但这并不能阻止他努力向国家的最高位置进军。"永不言败"的态度带领他愈挫愈强。

谁没有听说过拿破仑·波拿巴呢？他开始只是部队里的一个士兵，但坚强的决心使他得到晋升。他身材矮小，但他有锲而不舍的精神，他负责法国帝国的扩张。最终，他成了法国的皇帝，只因为他敢于"梦想伟大"！

早在1962年，迪卡唱片公司为年轻的音乐家举行试唱演唱会。四个年轻人去那里碰碰运气。但他们遭到了拒绝，理由是他们的音乐是令人不快的，没有人再愿意听吉他音乐。但唱片公司很快就后悔曾经说过的话！甲壳虫乐队继续成为世界上最大的乐队，位居音乐排行榜的榜首超过10年！

这个列表还可以继续下去，但那将会成为一本百科全书！上面提到的人物可能没有直接和企业界关联，但他们的事迹可以激励到很多人。这就是有拉里·佩奇和谢尔盖·布林（谷歌公司的创始人）、彼埃尔·奥米迪亚（eBay创始人，31岁即成为世界上最富有的人之一）和丽莎·谢菲尔德（夹层咨询）等人的原因。

(7) 其它因素:

　　一段时间只处理一个问题是没有必要的；有时候，你可以同时处理几个问题。然后，你发现自己进退两难。那么，你就好好地研究它们，全面地看各种问题，找出每个问题的解决方案，定出优先秩序。这样的意思是说，有些问题需要马上处理，所以要先处理它们。其它问题至少可以先放一放，直到你能够处理它们为止。试图一次解决所有问题可能会导致神经崩溃！所以，要小心！

　　在此要学习和认识到的是，逃避问题并不是解决办法。更好的方式是去面对你的问题并且找出解决方案。转化自己并面对困难是一个好主意。每个问题都有一套解决方案，而且你总是可以找到一个合适的。上述的所有例子都说明，失败和挫折是成就人生的垫脚石。

　　在你的职业生涯、个人生活或甚至经济衰退期间，面对你所遇到的每一个挫折，如果你能够采取正确的态度，你将会勇敢地走出你的舒适区，迫使你以一个新的角度、创新地、有效地更有目标感地重新思考你的策略。它带给你从来不知道它会存在或你以前无法获得的生活。在成功的道路上保持信念，将是指引你度过困难时期的指南针。

　　现在我们准备去看生存下来之后的成功路线图。

第八章 - *锻炼、睡眠和信念是生活平衡的重要组合*

有几个重要的、自然的、属于我们内在一部分的保持健康的要素组合。

锻炼：

锻炼有许多生理和心理益处。除了明显的健康之外，运动让你感觉更自信、机警、充满活力，并为一天的工作做好准备。它还会让你看起来健康、散发出正能量的光环，这让你能够与同事和客户保持长久的关系。它还体现和你是一个足够关心自己的人，你的公司总是充满朝气，形象良好。

是的,这些都是锻炼的积极面，但你如何能够拨出时间和资源去参加昂贵的健身运动呢？嗯，考虑到当今生活方式的节奏非常快，健康大师们设计出你可以在你的私人工作隔间里进行的锻炼活动！这些活动总共只需要 30 分钟以下的时间，不需要任何设备,可以分成 5 至 10 分钟一段。不会让你浑身汗淋淋地缺乏魅力还能锻炼到所有主要的肌肉群！你还要等待什么呢，现在就读下面的方法指引并开始使用这些基本技巧吧。

你的肌肉大体上分为5大群；脖子和脸、肩膀和手臂、手腕和手、背部及腿和脚踝。

为了锻炼脖子和脸上的肌肉，你可以抬高你的眉毛并做一些有趣的卡通脸！至于锻炼脖子，你可以坐直并把头向前弯，等待5秒钟，然后把头向后弯，这样重复4至5次，然后脖子侧面也这样做。

为了锻炼肩膀和手臂，你可以把你的肩膀向耳朵方向抬起，直到感到有点紧张为止，保持 5 至 10 秒钟，然后放松。放松你的肩胛骨，并按顺时针方向和逆时针方向分别旋转 4 至 5

次。把手掌合在一起，直着向上伸展，再向后伸展，然后向侧面伸展。放松你的手臂肌肉，举起你的左手，用右手拉住左手的肘部，轻轻地把你弯曲的左手靠向你的背部。右手也是这样做。

你的手和手腕练习尤为重要。每隔一定时间，把你的手掌伸出去，并握紧拳头，然后放松，重复这样做。握拳，伸出大拇指，向两个方向旋转5至10次。抬起双臂向外伸直，把左手掌垂直放右手掌后，向前推。右手掌也这样练习。这些练习对于那些使用电脑工作的人来说特别重要，可以防止手腕综合症。

为了锻炼背部，坐着做一些伸展运动，抬起胳膊并伸直你的脊柱，把手臂放到腿边，然后抬起手臂，抱拳至你的胸部。站起来，检查你的姿势，并做一些向侧面的伸展活动。

至于锻炼腿部和脚踝，你可以把它们平放在地上，如果可能的话脱下你的鞋子，然后抬起你的腿，让腿垂直于你的身体，然后弯曲并拉伸你的脚踝。为了锻炼整个腿部的肌肉工作，把你的腿在一个台面上，腿与身体垂直，然后做一些伸展。

这些都是很基本的练习，但却是非常必要的练习。一旦你开始练习并看到即时的效果后，你将会乐于经常练习。

安静的睡眠:

成功的管理者要不断地对市场和组织的变化保持警惕。他们总是承受很大的精神压力，以做得比别人更快、更好。这些都是好的，但如果你不注意，所有的这些压力和紧张确实能够影响你的健康。

没法减轻的压力给你造成负面影响的其中一个首要迹象是，你很难入睡或很难保持睡眠状态或早上起来时你发现你并没有焕发精神。没有得到适当的睡眠将会体现在你的外表上并使你的思维和反应能力迟钝。你的眼睛下面会有黑眼圈，样子憔悴，头发可能开始脱落，而且你总是会烦躁，无法清晰地思考等等……所有这些最终会导致整个人的崩溃。但是，别担心！遵循下面所列的一些技巧，确保你自己睡个好觉，充满活力地准备迎接新的一天吧！

你在白天所做的事情，确实会对你晚上的睡眠有影响，而你晚上的睡眠质量对你白天做的事情又确实会有影响！因此，除非你患了严重的睡眠障碍，否则你可以通过改善白天的习惯并建立良好的就寝时间习惯来获得晚上良好的睡眠。

有规律的体育活动除了提供许多其它的健康益处外，还有助于你获得更好的睡眠。没有必要有一个严格的日常锻炼，一个一天内活动30分钟的身体运动就足够了。而且最好的部分是，你不需要连在一起做30分钟，但可以把它分成很多节，每节5至10分钟！要注意的是，至少要在睡前的2个小时安排你的日常锻炼，因为锻炼身体真的会刺激身体，并会感觉到热，这些不是你想要的东西，因为较凉的体温有助于睡眠。因此，下次你想离开你的办公桌休息一会时，你可以出去快步走5分钟，或走楼梯而不做电梯，做一些伸展活动，如果你是在家的话，你可以做些清洁工作，用吸尘器吸吸灰层！这不仅可以让你保持身材，还会让你睡得更好！

当感到厌烦工作时，或不想动需要休息一下时，你可以打个盹。找到合适的时间去小睡一会是很重要的。白天长时间午睡会干扰你晚上的睡眠。因此，下次你真的需要休息时，小睡几分钟，放松放松，到处走走，吃点小零食，和别人聊聊。如果你晚上睡不着，就不要晚上锻炼身体或不要午睡超过30分钟。

避免酒精、咖啡因和尼古丁。酒精可以帮助你更快地入睡，但它降低了总体的睡眠质量，使你早上起来时不精神。如果你白天要喝咖啡、茶或含咖啡因的饮料，那要减少你的总摄入量，特别是在午餐后。如果你需要修复能量，你可以做一些瑜伽的呼吸练习，那样你一定会恢复活力！尼古丁会导致一些问题；它是一种兴奋剂，会干扰睡眠，吸烟者晚上会感觉到尼古丁消逝，因此很难入睡。

以上的措施都执行了，但晚上还是睡眠不好，或醒来时到处痛？那你就要检查检查你的卧室了。你的床足够大吗？它让你有足够的空间来伸展和转身吗？你醒来的时候有颈部或背部被夹紧的感觉吗？你醒来时是否大汗淋漓？要买一个好床，床单和枕头等床上用品要透气。

重要的是要创造一个理想的睡眠环境。房间应该通风良好、温度适宜、安静和黑暗。噪音低是很重要的，噪音太多会使人难以入睡并且不容易保持睡眠。如果你是喜欢音乐的人，那么你可以放些轻音乐，设定停止时间，让你自己在一些舒缓的旋律中入睡。记住，光的有无对你的生物钟有很大影响。因此，根据你白天要工作的时间，确保你的房间是黑暗或明亮的，而且还要舒适。你的身体像一个定时器，因此要尝试每天都按时睡觉和起床。

你的饮食习惯也会对你的睡眠有影响。早点吃晚餐，当你受美味诱惑的时候，要避免在睡觉时间吃很多难消化的东西。据研究人员和医生的研究，最好的方法是不要吃太难消化的东西，晚餐早点吃，睡觉前只吃一点点小零食。吃钙含量多的零食，避免吃富含蛋白质的零食。一些最受推荐的睡前零食是一杯牛奶或酸奶、一些水果，比如苹果或香蕉，一些甘菊茶，低糖谷类食品，格兰诺拉燕麦卷或一点三明治等。睡前两小时应避免的食物是含脂肪多的食物、辛辣的食物，以及水分太多的食物、含酒精或咖啡因的食物。

如果你是一个没有入睡问题的人，但是在夜里你会经常醒来的话，你就要做一些放松的练习或看点书或通过冥想来帮助你入睡，但是在任何情况下，你都一定不要坐在你的电脑前或打开电视，因为这些都是睡眠杀手。

设定一个放松的睡觉时间。想一想什么能让你放松。看点书、洗个热水澡、听点柔和的音乐、做瑜伽或者冥想等等。这些不仅告诉你的身体睡觉的时间到了，还有助于消除身心的焦虑和压力。在你睡觉前，不要担心和焦虑，让心平静和放松！

记住，好的睡眠对身心都很有益，良好的睡眠会体现在第二天你起来的脸上。作为一个成功的管理人们，你知道晚上良好睡眠的重要性，睡眠好会让你作出正确的决策并更好地工作，不仅今天、明天，而是每一天！

呼吸技巧:

一旦你知道抑郁正妨碍你表现出最好水平时，考虑所有这些可以帮助你应对抑郁的技术是很重要的。你呼吸的方式在这方面也很重要。深呼吸可以帮助你控制你的抑郁。你将会成为一个成功的管理人员！只有控制了你的抑郁才有可能成功。转化自己，成为一名成功的管理人员要和不同的团队合作，经常会面临困难，要即时地对信息做出评价并快速做出决策……所有的这些都会造成极度的紧张！是否能成功地处理负面压力和激活积极的压力成为你人格当中非常重要的一部分。处理负面压力和增加能量的最好方法之一是呼吸！

是的！我们说的是呼吸！在过去的几个世纪里，调节呼吸已成为处理负面压力和增加能量的极有效方式。当你遵循下面的一些呼吸技巧时，你将能激活你的大脑并能锻炼你的脖子、肺、胸和隔膜，由此你会感觉到轻松和精力充沛。

你可以运用的最简单的呼吸技巧是*风箱式呼吸*。这种呼吸改编自一个放松的方法，旨在提高你的活力和警觉性。首先，你必须放松地坐着或站着，迅速地通过鼻子吸气和呼气，保持你的嘴巴放松但要紧闭。你应该短促地进行呼气和吸气，这样持续一段时间。这是一个嘈杂的运动，并因此得名。尝试每秒呼吸3次，第一次尝试时这样做不要超过15秒，你可以慢慢增加每分钟的呼吸次数。

还有另一种简单的练习，可以一天做一次，最好是在你离开家之前做。通过鼻子快速吸气3次，不要呼气。在第一次吸气时，，把你的手臂向前伸直到肩膀的高度。在第二次吸气时，把手臂向两侧打开。在第三次吸气时，把手臂伸直，高过头顶。然后，通过嘴巴呼气，并用手臂划一个圆弧，放回身体侧边。这样做4至5次，慢慢地增加你的次数。这是一种开发能量水平的极佳方法，能让你做好处理你所面对的问题的准备！

因此，下次当你发现你自己压力很大并想吸烟、喝咖啡时，你要控制住你自己！试试这些练习。要知道的是，这些练习很健康，且很容易上瘾!

姿势技巧：

现在，我们大部分的工作时间都或者在开车，或者坐在电脑前，或在开会，在某些情况下还会长时间站着或趴在在办公桌上。一旦我们回到家，我们就把自己丢在沙发上看电视，或又趴在电脑前。我们很快就开始总是没精打采、背驼腰弯难道很奇怪吗？一定要记住，你的第一印象也就是最后一个。作为一名成功的管理人员，你必须始终记住，再没有比没有吸引力及令人沮丧的样子更糟糕的姿势了！

现在组织也认识到员工长期坐着不动的各种影响及其所带来的的各种问题。现在他们设计符合人体工程学要求的工作空间及各种健康规划，但如果你不纠正你自己的姿势的话，这些措施也不会有什么用。下面提出一些你可以获得优美姿势的建议。

首先，做一个快速的检查，站直，双脚平行，双脚不外翘，约与臀部同宽。双手举过头顶，感觉脊柱的长度变高。把双手放在臀部两边，把骨盆放在中间的位置，然后轻轻地收拢你的尾骨，直到你的骨盆正好在你的大腿上部，且你的髋关节没有弯曲。把你的肩膀向后拉并放松肩膀，把你的手放裤缝线上，让下巴保持水平，让头正好在双中间。你是否已经感觉到不同？

　　对于那些长时间坐着开会或坐在电脑前的人来说，注意姿势是非常重要的，因为他们特别容易得可怕的相关疾病和腕管综合症。遵循一些技巧，以确保你的姿势不导致各种疾病。总是记得保持你的双脚平放在地板上，大腿与地面平行,并确保你的背部尽量靠近椅背。当你工作时，确保你的双臂与身体保持在75至90度角之间是很重要的。为了进一步改善你的姿势，要保持你的肩膀背部和背部挺直。

　　定期休息而不仅仅是去打水喝是很重要的！走动走动，伸展伸展，正确地站立和行走，脚趾向前，而不是向外或向内，保持下巴与地面平行，走路时，总是脚跟先着地。要用心做，而不是用头脑。

　　纠正姿势是你职业生涯中的一个全新的开始阶段，它可以推动你成为一个最好的管理者。因此，拉紧你的下巴，挺直你的背，让你的老板和客户为你的微笑和有力的握手而倾倒。

　　信念：

　　我有一个非常强烈的信仰，我认为如果你相信上帝的话，你找到走出抑郁的方法的机会是更好的。那些相信上帝的人，无论他们信仰的是什么教，他们相信有一个爱他们的超级的力量。如果他们遇到最坏的情况，那个最终的给予支持的力量和光芒的上帝将永远帮助他们。这个概念、这个信念有助于舒缓紧张，帮助沮丧的管理者走出抑郁。

你对上帝的信仰是你最强大的资产之一。在当今这个快节奏的世界，有时候你会更容易不相信上帝。但，有神在！有一个总是在你身边的神。你并不需要通过参加精致的宗教仪式来相信他。对上帝的信仰是一件很私人的事。以前我在博客上曾经读过一篇匿名的很漂亮的文章，经过他们的同意（无论他们在哪里，我都感谢他们！），我摘录部分如下：

　　"我看到你工作到很晚，而且很节省。我看到你走在走廊上，寻找那个完美的礼物，在不眠之夜里包装礼物并把它放在树下。于是，当包装被拆开的时候，所有人的眼睛都会发亮，嘴巴露出微笑，用颤抖的声音问道，"噢，你做的这一切都是为了我吗？"下次当你从办公桌上抬起头，看到完美的日落，你暂时放下一切，深呼吸并聆听，你会听到我说，"是的，我的孩子，我做的这一切都是为了你！"那么，请看看你的周围，看看我们这个宇宙被设计成的样子，看看我们这个世界被设计的方式，回到家的附近，看看公园里的树木，或甚至那些令人讨厌的蚊子！除了上帝，有谁能够设计出如此完美的世界呢？

　　因此，你能够说你不相信上帝存在吗？这一切都可以用科学来解释吗？嗯，我们又能说些什么呢；你正错过了一次奇妙的体验！

　　嗯，是的！你相信上帝，但这如何有助于你的工作呢？没有你可以直接运用的适合那些相信和不相信的人的管理原则，但试着更仔细地观察你自己一些天，你将能够找到这种平静的感觉，每当你花了几分钟祈祷，当你上午祈祷时，你的一天都很顺利，当你凡事不顺时，你还是能够保持平静，就好像有人在保护你一样，事情似乎恰到好处地解决了，无论事情是多么地无望。除了有神在保护着你并祝福着你，你还能作出怎样的解释呢？

　　上帝与我们同在，和我们一起共度美好时光，带领我们穿越我们的困难时期。他在最艰难的情境中保护我们。是的，有时候我们只能独自面对特别困难的局面，但我们不应该失去信心，因为那是他对我们的考验，考验我们的耐力、能力和信心。像一个自豪的家长，上帝很喜欢考验我们的力量，并想看到他所创造的生命是如何地强大及能干。重要的是不要放弃，要把所有的这些困难都当做是一场考验，并做所有让上帝因你而感到荣耀的事情。

第九章: 在工作场所生存和成功的路线图

我希望通过上面的讨论我已经阐明了我的观点，如果第二次大萧条到来的话，它将会给高管带来很多问题。随着不断的裁员和不确定情况的盛行，学会如何面对压力是高管们的重要议题。他们需要明白在这个时间点上他们必须比平时更强大。沮丧无法解决任何问题。适者生存，是否能够生存下来依赖于你转化自己及回到正轨上来的能力。为了能够成功地面对此次大萧条，你需要采取几个步骤。我同意，面对大萧条，有很多可致沮丧的理由，但转化你自己，你将会认识到，总有一条出路！

我希望现在你对如何"转化"你自己已经有了充足的信心，并已做好了面对经济衰退的心理准备。现在正是思考你的工作的实际情况的时候，特别是如果你足够幸运不在冗员之列且仍然保有工作的话。在阅读这一章节的时候，你需要牢记第三章"如何克服经济衰退所带来的挫折"所述的策略。请谨记，在第一次经济衰退期间，创新、效率及同时处理多重任务的品质一直被证明是帮助个人及企业生存下来的品质。

经济衰退是你对自己在工作中的作用进行一次诚实的检查的时机。你需要从公司管理层的角度来检视你在公司里的作用。你是否是公司最好切掉的"赘肉"部分？你的工资是否过高或者你对公司的运作起着至关重要的作用？仔细地思考这些问题，将有助于你决定你是否要继续留在你所在的公司或你最好去找另一份工作。

面对逆境，勇往直前：

在你的工作场所中，你需要面对各种各样的人，这是一个事实。首先是你的团队，你必须不断地把你的想法销售给他们，然后还要把你的想法销售给你的老板，当然还有客户。有时候，你不得不变成一个不是你自己的人，而有时候，你不得不听一些你认为你没必要听的东西。

有时候你觉得你已经受够了，但你害怕把它表达出来，因为你觉得它会损害你的事业，但有时候你不得不表达你的立场并坚持你的立场。

你要知道，有时候你必须放弃某个观点，而有时候你需要坚持你自己的主见，这是很重要的。一个优秀的公司不是要找"好好先生"来为他们工作。他们需要那些会思考的人才。因此不要认为表达你自己的观点一定是错误的。那么你如何知道，什么时候你应该坚持己见，而什么时候你不应该呢？

首先，要确定你必须说的是什么，评估你的回答，检查你所有的事实，审查所有的信息并在说之前百分之百地确定你准备说什么，因为一旦你表明了你的立场，你将不得不坚持下去，因为不这样做的话，你在别人眼中的可信度会降低。

其次，是要看你反对或支持的是谁？有时候最好不要公开你的立场，特别是与客户密切相关的时候！总是私下里向你的团队或老板提出你的抱怨或质疑较好。在客户面前提出你的那些想法，会破坏公司的形象，而如果你不得不收回你的话的话，你也降低了你在客户心中的可信度。

有时候，你可能必须反对一名团队成员或上级。在这样的情况下，你要再次检查你所有的事实，私下里和相关的人交谈，尝试解决问题，如果没有任何效果的话，那么你可以去找你的主管，非常客观地向他陈述你的想法。

你应该非常客观地详细叙述你的想法。任何时候都不应该让任何当事人觉得这是任何个人的问题。有时候，其他所有人都反对你，你感到有放弃你的立场的很大压力，但如果你确信你是对的，那么你应该让自己做好面对各种逆境的准备，并一定不要退缩。

因此，你首先要对特立独行及坚持己见的重要性作出判断，这是非常重要的。要小心谨慎，三思而后行，因为一旦你表明了自己的观点，就没有回头路了。

学习新事物，这样你才不会落后:

当早晨降临非洲的时候，鹿祈祷到："亲爱的主啊，让我跑得比最快的狮子还要快吧"，而狮子祈祷，"亲爱的主啊，让我跑得比最慢的鹿快吧"。而事情的真相是，当早晨来临时，你最好开步快跑！这是当今企业世界里的一个事实，当公司开始裁员的时候，这变得更加真切。

曾经有一段时间，你可以以你在学校里所学的东西作为整个职业生涯的基础，但在当今这个快速变动的企业世界里，如果你不不断地更新你的技能和增加新的技能的话，你将很快成为过时和落后的人。是否还记得斯宾塞博士的《谁动了我的奶酪?'》？千万不要做哼哼，要做嗅嗅和匆匆！

那么，现在你在想，我应该学什么呢？在我排满了的时间表里，我要找时间去学习吗？我要到哪里去学习呢？嗯，首先要确定你想学什么。你可以按不同的路线学习。一条路线是技术升级，在这个过程中你可以找到你工作领域里的最新发展技术，并努力提升你现有的技能。

你也可以致力于技能发展，通过学习你工作领域里的一些新东西，你给现有的技能装置添加一些新东西。通过学习你工作领域里价值链的技能，你可以做前后的横向整合也可以做垂直的整合。比如如果你是在市场营销和销售领域工作，那么你可以学习更多关于谈判、品牌、财务规划、电话陌生拜访和网络营销等知识。所有这些技能都可以提高你工作领域中的专业技能。如果你是在通信行业，那么你可以通过学习平面设计和印刷来进行后台的整合，或通过学习更多关于事件和促销活动等的知识来进行前台的整合。

你也可以学习在未来的日子里可能会用到的技能。比如如果你的公司计划明年扩大规模，那么你可以学习准备扩张到的国家的各种语言、商业文化和法律。当你的公司计划制造或销售与竞争对手的产品类似的产品时，你可以了解更多关于你的竞争对手的产品。参加一些管理、人际关系技巧或其他技能的培训，如果你想晋升到一个更高的职位的话，你可能会用到那些技能。这种可能性是无限的。

如果你觉得你需要一些能让你保持领先地位的技能，那么你可以学习一些你一直以来想学的东西。例如参加绘画班、高尔夫球班、网球班或跆拳道班等，参加一些舞蹈课程。这些学习活动可以大大地减轻压力，并让你有机会认识新人。

你可以去哪里学习呢？一旦你把思维向学习的可能性开放，你现在就可以找到很多在你身边的学习的机会。各种顶级商学院和机构都在举办很多高管教育课程或管理发展课程。

这些课程主要集中在技能升级和管理人员的发展上。这些课程有专门为一个组织举办的，也有开放给社会各类人士的。这些课程的最佳部分是，由于它们是面向主管和经理们的，因此它们是在职的学习课程，课程大多在周末举行。这些课程有各种级别，学习时间较长；你可以选择远程学习，同时你也要去学校几次，去上一些课程并参加考试。这些课程非常适合繁忙的高管。寻找这些课程的最佳方法是，在各种机构里登记，让他们发各种课程信息的邮件给你。

成为你所在的城市/国家的商会、相关行业协会及各种网络协会的会员。这些协会会定期举办技能发展讲座和课程，这些协会是学习和联谊的重要来源。成为这些协会和商会的一名会员，你会定期获得你的专业领域的各种研讨会、讲座、活动、培训或技能发展课程的信息，甚至可以通过成为会员获得参加活动的折扣。这些协会还提供技能发展的机会及与工作没有直接关系的主题课程，但这些课程也是重要的，比如减压、锻炼、选修课程等。

另一种非常受欢迎的学习途径是互联网学习。这种学习模式的特点是，你可以按你的速度定出你的学习计划。由于互联网学习是使用互联网媒介及各种应用程序来学习，因此它已成为经常要调整学习时间的人的首选方法。这种方法让你在一段时间内可以自由选择学习时间，并按适合你的速度学习。

当然最简单的选择是去找你所处机构的培训教育部，并让他们知道你想提升技能或学习新技能。通常你会发现该部门有你可以选择的各种学习课程，而你提升技能后，你的整体形象也会等到相应的提升。因此，孔子说，活到老，学到老。现在请系好安全带，做好学习的准备吧！现在是重返课堂的时候了！

写一本书：

运用这种方法的人不是很多，但请相信我，它是有效的。如果你确实觉得腹背受敌、压力很大，并想转化你自己的话，那么请相信我的话，动手写些东西。制定写书的计划、做些研究并动手写作将会帮助你走出抑郁。写书不仅能够帮助你与他人分享你的经验及信息/知识，还会让你有内在的满足感，因为你会感到满足并有成就感。这种感觉能够帮助高管们实现转化。因此如果你真地想走出抑郁症并有创造力的话，那么你可以写一本书。这确实会有助于高管们实现转化。作为一本书的作者，你还可以获得名誉和金钱。

改变办公室的设置：

你的办公室空间反映出你的个性。那么你是什么样子的呢？是不是所有的颜色都是沉闷的？桌面是否堆满了杂乱的文件？你的电子文档和数据是否都被适当地归入你容易记住的文件夹了？而你又是怎样的人呢？你是否知道，你的工作空间可以促进或阻碍你的创造力和生产力？为什么你不让你的创造力流动起来并重新安排你的工作空间？在此有一些简单的技巧，可以用来帮助你让办公室看起来更整齐、更清洁、更丰富多彩，并反映出你的个性及提高你的生产力。

首先，你要做的就是做好清洁工作。但，不，我们并不是说要把所有的东西都塞进抽屉里！它听起来来似乎是困难和痛苦的，你必须整理你的办公空间。把所有的文件都放进它们应在文件夹里，扔掉所有可疑的食品，把所有不必要的备忘录扔掉，把快餐叫卖单从黏贴板上拿下来。

现在你已经把你的区域整理整齐了，那么请想一想，你喜欢做什么，能够推动你的力量是什么。你的工作空间应该反映出你的个性；它应该是干净和整齐的。把你的工具按逻辑顺序摆放，并让你能够容易拿到。它们的摆放应该让你容易看到，并能够很快地拿到，并且应该能够激励和鼓舞你及你的团队。有创意地运用色彩，但不能过头。在黏贴板上贴上你最喜欢的一些格言或漫画，贴上一张日历，在日历上标出你每天要做的事情。利用书桌配件及其他设施，优化桌子的使用功能。摆放一些家人或同事的照片、一些书籍和一些小物件，让你的空间有你的个性色彩，让它反映出你的成功个性。

保持你的工作区域的干净、整齐，不要让办公区域杂乱。在一些突出的角落上摆放一些植物，增加柔和感，并利用丰富多彩的图片来美化整个空间。在你的区域里添加一些鼓舞人心的图片、格言和警句等，也就是说，添加能够鼓动你采取行动的任何东西。

正如现在你所了解到的，对你来说这些技巧似乎很普通，但这些措施确实能够有效地增加办公空间的吸引力。它主要是要让你做你自己的事情，让你的创造力流动起来，但在开始做任何事情之前，请确认你所在组织的指导方针是什么。你的办公空间是一个你将度过大部分时间的地方，是你的社会活动的核心地点，因此它可以成为指示器，体现出你是一个怎样的人。因此，来吧，让你的工作场所成为一个更好的地方！

离开你的办公桌：

你是否感觉到你花了太多时间坐在电脑前查看及回复电子邮件或只是做了太多的文件工作呢？你是否感觉到你被限制在桌子上，不断地伏案工作，你正在失去与工作领域里的人的联系，也不知道组织里正在发生的事情呢？嗯，是时候站起来，离开你的办公桌了！

成功的管理者意识到人际互动的重要性。无论我们变成怎样的技术达人，我们都还是需要坐在一起，喝几杯咖啡。作为一个优秀的经理人，你得定期与你的团队成员一起开会。很重要的一点是，这些会议不能是乏味和无聊的。大多数团队成员喜欢午餐会或茶话会，因为那些会议没有那么正式。在咖啡厅或比萨店里开午餐会。搞一些团队建设活动。让快乐成为团队的一部分。如果你不站起来、离开你的办公室、去和你的队友打成一片的话，你是不可能把团队凝聚起来的。

当然，发一封电子邮件是更容易的事情，但你需要多长时间才能走去管理部门拿你想要的订书机或走到与你隔着三排桌子的同事的桌旁取你想要的文件呢？这能锻炼身体及进行健康的人际交流。

最好的管理技术之一被称为MBWA，即走动式管理！这是一种非常简单的技巧，团队领导或经理走到办公室，开会现场解决问题、解决冲突、进行头脑风暴并激励员工等。想要证明自己是团队的一分子的经理们最好去到他们的下属中间；这样他们证明了他们是平易近人的、他们确实关心团队的情况并想帮助团队、成为团队的一分子。这样还会让员工感到他们也是重要的，并促进他们做得更好。

站起来，在办公室里走动走动，有助于你理清思绪及更好地思考。它还能够让你获得不同角度的信息，掌握第一手资料，了解到正在发生的事情，知道那些事情需要做出改变。它也是一种减压的方式。

因此，不要把你自己限制在办公桌上了，重新发现你的办公室！但要确保你是在休息时间这样做，或当你知道工作不是在最紧张的时刻才这样做，这样你才不会成为被同事讨厌的人。

与善解人意及关心你的人交谈：

有时候所有的减压及呼吸运动、高尔夫、网球等都没有什么帮助！你觉得心里有一个火山，你必须找到一个压力的出口，否则你将会崩溃。在这样的情况下最好的办法是与关心你、会理解你在说什么的人交谈。

有时候在这个过程中，最难的是与他人分享你的感受，但请记住，分享你的感受有助于你对它们进行分析并更贴近关心你的人。分享你的感受的最好一点是你立刻感觉好了很多，如果你想分享的是良好的感觉，那么分享后你会感觉更好！

你能向谁倾述呢？大多数的时候，这取决于你想说什么及你什么时候想说。选择正确的人是非常重要的，否则你将会感觉被骗了，你觉得那个人不理解你。当你觉得内心被堵塞、随时准备爆发时，你要坐下来，深呼吸，试着分析到底是什么问题在困扰着你，并把核心问题从问题堆中提炼出来。一旦你已经能够做到这一点时，你将能够决定应与谁谈论这些问题。这些问题可能是工作问题和个人问题等，不过话又说回来，有时只是向你的父母、配偶或朋友发泄一下即是最好的方法！

当今的组织认识到通过述说舒缓情绪的重要性，在组织内部设置各种顾问，顾问们经常与所有的员工交谈，当员工需要他们时，也都可以找到他们。这些顾问是训练有素的专业人员，他们会聆听你的述说，并能够抓到事情的实质，找出真正困扰你的问题，让你开始着手解决那些问题。这其中最好的部分是，不管你跟他们说的是什么，都不会被透露给管理层，当然，除非你是患了心理疾病或有犯罪倾向在！你可以与他们讨论与工作有关的问题和个人问题。虽然有时他们也提供建议，但大多数时候他们只是听，给一点点指导，让你自己解决那些问题。

如果你觉得你不好意思坐在某个人的前面、向他述说你的感受，那么，你可以给一些组织和帮助热线打电话。他们也都是完全匿名的，而你所说的都会被保密，当然，除非你暴露出一些犯罪行为或犯罪计划。帮助热线上的志愿者都是训练有素的聆听者，通常他们只是让你述说，提出一些设置好的问题，让你尽情倾述，并指导你找到你自己的答案和解决方法。这些帮助热线最好的部分是完全匿名的。你不必说出你的真实姓名或任何细节，你可以选择介绍你自己并开始述说。这些通话通常是不录音的，但如果呼入者转向暴力或开始说淫秽的话语或谈话转向危险的事情，那么帮助热线可以录音。这些帮助热线及组织有时会定出一些时间，让你可以去中心和跟志愿者们面对面交谈。

如果你害羞到无法说话，或觉得议题太微妙，那么大多数的帮助热线和机构都有邮寄或电子邮件地址。如果你给他们邮寄一封信，那么你一定要附上一个写有回邮地址的信封并贴上邮票，因为这些组织是靠志愿者来运作，有时候经费是很紧张的。你可以给他们寄信或发电子邮件，只是告诉他们你的问题或甚至要求提供一些可选方案和解决方案，但请记住，他们提供的这些可选方案或解决方案可能是非常主观的，因此你对此要有足够成熟的认识，不要事后责怪他们。

但在你做出这些选择之前，最好的方法是坐下来跟你的配偶或你的父母或你的朋友谈谈。你将会惊讶地发现，他们是那样的理解你，在你知道你遇到了麻烦事之前，他们就一直在为你担心。通常，当你与他们交谈时，你会认识到他们真地明白你在说什么，并常常会拿出创新的解决方案。你将解除掉心里的负担，能够开怀大笑，觉得轻松多了。

不要让你的内心堆满情绪，每当你觉得事情变得有点太多时，你去找某人，向他述说你的感受及担忧，然后你将会很惊异地发现你觉得轻松了很多。

永不放弃：

> *"我们最大的弱点是放弃。成功的必然之路是再试一次！"*
>
> 托马斯•爱迪生

有时候，似乎一切事情都不顺利。业务下降，你的老板似乎来自另一个星球，你的团队成员似乎在用不同的语言讲话，而你的竞争对手要来给你找茬。你能做什么呢？你挺而出战或是自认倒霉？我想说，对于实现你的梦想，你必须确定你的目标，然后坚持下去，无论路途多么黑暗，因为毕竟，它只是黎明前的黑暗，如果你能坚持下去，就一定会成功。

任何成功的人士都会告诉你，坚持和毅力是成功的关键因素，因此俗语说，"如果开始的时候你没有成功，那么尝试、再尝试"。想象一下，如果桑德斯上校放弃出售他的鸡，如果史蒂夫•乔布斯放弃尝试销售苹果电脑，情况会是怎样呢？今天的世界会是怎样？

最近对成功的企业家的心理学研究表明，百万富翁及顶级的首席执行官都有非常坚强的毅力，他们不仅是在出现困难的时候能够持之以恒，即便全世界都大喊让他们停止，他们依然能够坚持下去。

无论发生了什么事，你都必须相信你自己，对你的愿景抱持信心。那些坐在椅子上做梦的人与被公认为全球领导人及远见卓识者的差别在于他们是否拥有专心致志、下定决心、持之以恒、充满自信及永不放弃的品质。

我们都听说过关于两只青蛙接受挑战去爬高杆的故事。当它们开始爬的时候，所有的其它青蛙都不断地尖叫，说它们将会面临困难和失败的风险。途中一只青蛙放弃了，它跌了下来，而另一只青蛙继续爬到顶部。这只到达山顶的青蛙是个聋子，它听不到周围的青蛙所说的负面话语及恐惧。它只是相信它自己并做了它要做的事情。这就是你也应该做的事情！

总是要对自己充满信心，持之以恒，思考别人所说的话，但不要让这些话控制了你。当你有自信和自尊的时候，你对自己充满信心，你就能成就更多，你不会那么焦虑，并能抓住出现的机会！

现在，你如何能够发展你自己顽强的毅力并永不放弃呢？

这是不容易的，因为一般人的倾向是试图逃离困境或躲开困难，想让困难自行消失。但这也并不困难。运用一些心理调节方法，克服你的恐惧并发展出你自己的永不放弃的能力，也是指日可待的事情。最受欢迎的技术之一是具象化，具象化是这样的：想象有一个巨大的山脉横在你的面前，巨石岌岌可危，狂风乱作，电闪雷鸣，甚至下雪或者下雨！景象恐怖至极。现在想象你站在山脚下，没有工具，只有你自己，你只能运用你的手和你的头脑。现在，你想要得到的东西在山顶上，你打算如何拿到它？

现在想象你自己正在爬那座山，顶风冒雨，你跌倒在地，又再爬起，拍着身上的泥浆，继续前进。你利用可利用的自然资源来制作有所帮助的工具，还寻找食物等，但你一直没有放弃，直到你到达顶峰！现在在你的脑海中放映这部小电影，并完善这部影片，添加细节等等，直到它变得完美。诀窍是现在在你的头脑中考虑各种困难并播放这部电影，直到你变得条件反射，每当你想放弃的时候，这部小电影就自动在你脑海中播放。

另一个流行的方法是写下与你所处的情境有关的所有消极词汇和感受，然后试着用积极和具有挑战性的词汇来代替它们。如果所有的这些方法都无效，你应该试着去和别人聊聊。或许是你的上司、你的同事、一名专业顾问或只是你的朋友，因为对情况进行描述会从一个角度来看问题，述说也是寻找方法的最有效途径之一。

因此，下次当困难来临，你觉得什么事情都不对劲的时候，记得拉迪亚德·吉卜林下面所说的话，我相信，你会感觉好一点，并会更能坚持和不放弃！

下定决心，保持乐观：

转化自己对于保持乐观是很重要的。每天在办公室里，你都要做出很多决策，其中的许多决策足以重要到几乎要压垮你——这是一个事实。你将不得不面对很多很多的数据和信息，那些数据和信息通常是不完整的，您必须进行分析并做出决策。虽然你将会使用所有可用的工具，但有时候，你还是会怀疑自己是否做出了正确的决定。有时候，你的决策会带领组织取得巨大的成功，而有时候，你做出的决定却会适得其反。你必须记住，这些都是生命的一部分。

在你做出任何决定之前，要做的最重要的事情就是考虑你所掌握的所有信息。从不同的角度用不同的观点来分析它们。到别的地方寻找更多的信息，试着与各方当事人交谈，掌握更多的真实情况。将不会直接影响你决策的信息与会影响你决策的重要事实区分开来，然后做出你的决定。

一旦你确定了你的事实，你就可以做出你确信是对的决策了，不要让自己有第二种想法。无论你的决定会带来什么，都要坚定不移，积极努力。

有时候你是否会对犹豫不决的同事或客户感到十分恼火？他们是否总是举棋不定，不断改变他们的决定，总是不确定他们到底想要什么东西？不要成为他们那样的一个人吧！花些时间，好好地做出你的决定，一旦做出了决定，就持之以恒。

做出了一个非常关键的决定之后，消极的、假设的思想肯定会浮现在你的脑海当中。这是很自然的，一旦你决定开始行动后，你肯定会想到可能会发生的各种情况，包括假如你不做出这个决定可能会发生的一切情况。这是非常自然的事情，请保持冷静；把你所有的负面情绪和想法转变为更积极的心态，你将会发现你再次对你做出的决定感到有信心。

在你做出决定之前，在你的头脑中玩一个逆向工程的游戏。在头脑中想象积极的和消极的这两种结果，然后从结果出发往回退，形成所有的目标和目的，这样做两次，一次是你获得了一个积极的结果，一次是你得到了消极的结果。现在按照上面的指引来规划你的解决方案，看看这些方案会把你带向哪里，并看看这些方案是不是没有把你引到你想要去的地方，然后调整你的方案。一旦你做出了决定，然后又开始假设各种情况时，你就把你的方案图拿出来，看看你的方案图，并重拾信心，相信事情会好起来的。

充满希望：

希望是一只五颜六色的小鸟。永远都不要让希望死在你的心里面。总是相信你自己、相信你的努力、相信你的付出，并全心地相信上帝。上帝通过我们自己来到我们的身边。因此，当你感受到压力或其它困难的时候，把你自己转向上帝，你会发现一切都做好了准备并在等待着你。我写的下面的这首诗正是一份写照：

希望

勇往直前

永不放弃希望。

失去希望

就好像迷失了自我。

所有的人都在那里，

你也会去到那里。

伸出你的双手，

一切都已为你做好准备。

你的朋友和家人

都会为你提供支持。

永不害怕，

你的支持系统永远为你敞
开，

张开的臂膀

等待你的到来。

邓耀兴博士

清晰的思考能够消除压力:

有时在工作场所的情况是令人发狂的！截止日期到了，要见客户，要开项目调度会，要发展业务，要回复电子邮件，要给老板一个生日惊喜，所有的这些都在同一时间！现在压力是日常工作的一个组成部分。能够适当处理压力是非常重要的；否则压力会以不同的方式体现出来，比方嗜睡、头发脱落、脸色不好、易怒、偏执等等，并很快就会崩溃。

压力会使我们的思考缺乏理性，反之亦然，缺乏理性的思维会导致压力。除了呼吸练习，消除压力的最好方法之一是暂时停下来，通观全局，好好地想清楚。这是要学习的最困难的事情之一，但一旦你学会了清晰地思考，你将能够处理任何情况。

缓解压力的最好方式之一是休息一会，暂停处理给你造成压力的工作，停止思考工作。出去走走，做个按摩，打个电话，回复几封邮件，做点别的事情，慢慢地你就会冷静下来，并能客观地检视目前的情况，然后做出正确的决定。

如果你所处的环境使你无法站起来，无法出去走走，那么你可以试着慢慢地说话，压力越大，你说话就要越慢、越清晰。慢慢地说话不仅有助于你冷静下来、更清晰地思考，还会使你显得更能控制局面。

随身携带一本笔记本和一支笔，当你感到压力很大、无法清晰地思考时，你尝试开始写作，这将有助于你冷静下来，并获得一个更好的视角。

另一个流行的方法是把给你造成压力的情形想象成一个围绕在你周围的立体模型，你开始解剖它、改造它，直到你感到情况可接受为止，在这个过程中你也消除了压力！

把你的团队召集起来。把造成压力的情况详细地描述出来，进行一次头脑风暴会议。运用图表、模型、图纸等等，你会惊奇地发现出现了很多可能的解决方案，而在压力之下，你的团队实际上也能够清晰地思考。

最常见的一种情况是你的客户或同事站在你周围，盯着你，你必须给出一个看起来合理的解决方案。这需要敏捷的思维，在压力之下这是非常困难的，但也并非不可能。如果你可以使用电脑或记事本的话，那么事情就会变得容易些，因为你可以记下信息，并用电脑或记事本来模拟不同的解决方案，但现实的情形往往并非如此！因此你可以请各当事人再明确地说出要解决的问题的重点，当他们这样做的时候，你在心里勾勒出问题的重点，然后花一些时间分析信息并提出一个合理的解决方案。

压力是工作的一部分，你决定如何处理压力标志出你是一名工人还是一名成功的执行官。

避免负面心态:

成功的高管们的最好资产之一是他们的积极心态。面对所有逆境和挑战，他们仍然保持乐观和积极的心态，脸上带着微笑。他们积极思维的力量是他们最大的力量。

但是，有时候，即使是最乐观的人也都会有一些消极的想法。消极的想法偶尔溜进我们的日常生活中是正常的，但如果我们让消极的想法留下来，那么麻烦就开始了。就好像积极的思维一样，消极的想法也会体现在我们的行为和外表上。是不是会有这种场景发生在你身上呢，有时候，你确信有些事情肯定会是成功的，但由于你认为事情可能会变坏而事情真的变得一团糟呢？这是消极思维的力量。成功的高管们要学会让他们的团队及他们自己摆脱所有消极的想法是很重要的。下面是一些技巧：

实际上有很多方法可以帮助你用一种新的思维模式来代替你的消极思维模式。人们发现，如果你抵抗消极思想，消极思想就会以更大、更强的方式来到你的心里。最有效的方法之一是使用NLP的基本技巧和记忆技巧，这些技巧被称为链接，这些技巧让你运用一点心理调节技巧，使你的心里自动创建出一个积极的想法来链接你所有的消极想法。

这样做并不容易，但也再说一次，这也并不困难，现在让我们来尝试一下！消极的想法表现为心理图像或声音。现在的诀窍是把这些声音或图像转变成一个相应的画面或声音。例如，如果你在想"我真是一个白痴"，那么你就把这个画面转换成穿着艳丽衣服的傻子的画面，傻子在上下跳跃并嘲笑他自己。或如果你想到了你自己失败的画面，那么你就给这个画面配上短促的叮当声。重复这个过程多次，直到你认为那个特定的消极想法、图像或声音深入到你的内心为止。接下来你用一个强有力的想法来代替消极想法，并把新的想法转化成一个相应的图像或声音。不断排列这样的场景，直到你认为那个特定的积极想法和图像深入到你的内心为止。

现在到了困难的部分，你要把消极的和积极的图像联接起来。创建一个非常快速的链接，这个链接能够把负面的图像转化为积极的图像。不断排列这个画面，直到当你想到那个特定的消极想法时，那个积极的画面就出现在你的脑海里，你微笑起来，就是这样！消极的想法逃走了！

另一种有效的方法是总是使用积极的话语，即便当你谈到一些负面的事情时。比如，不说"问题"，而说"挑战"。当你使用积极的话语时，积极的话语形成了一个积极的链接，从而赋予你以积极的思想。

因此，下次当你需要一个心理提神饮料时，试试上述的方法。不，这并不容易，但是一旦你掌握了这些方法，那么所有的消极想法将无影无踪！

积极的思维：

作为一名成功的高管，我们都读过真正伟大的商人和思想者的传记，而他们当中的大多数人都提到他们运用积极思考的力量来完成了不可能实现的事情。你有没有想过，积极思维到底是怎样的及它如何能够协助你取得成功呢？

积极思维是一种态度，一种联想到有利于增长、扩张和成功的画面的态度。积极的心态预测快乐、幸福和成功的结果，而我们都知道，心想事成，是的，就是这样！你是否遇到过这样的情况，你认为事情会出错，然后果然如此，是吗？或遇到一种难以成功的情形，你相信你将会成功，而尽管困难重重，你还是成功了，是吗？嗯，是的！积极思维！

与很多怀疑主义不同的是，积极思维并不是都是空话，它是产生实际成果的。为了使你的积极思维产生成果，你必须发展出面对生活的全面积极的态度，很快你就会发现，你的行为反映出你的思想，从而确保了你的成功。

有效的积极思维是积极的想法、态度和切实的行动的一种良性综合体。当思考和说话时，你应该总是使用积极的话语。说："这是有可能的，我可以，我会，这是可以做到的"，而不是说"不，这很难啊，不可能"等等。建设性地进行思考，用积极和建设性的想法和图片来代替消极的想法和图片。每当事情似乎不可能时，抽出一些时间，想象出一个积极的成果，面对你目前的挑战，然后反过来设定你的目标和目的，以取得所要的成果。

你交往的伙伴以及你所看到和感受到的模式确实能够起到鼓励你的作用，因此要和具有积极思维能力的人在一起。保持良好的姿势，充满自信，用肯定性的图像和行动来链接你的目标，你会惊讶地发现，你怎么那么快就实现了目标。发展积极思维的能力的一个非常简单的技术是，创建肯定性的语句，将它与肯定性的图像和行动联系起来，以帮助你完成你的任务。例如，如果你正面对一个困难的项目，并承诺在完成项目时让自己和家人一起度假，然后你不断地提醒你自己你拥有完成项目的技能和能力，完成项目后你在海滩上与你的家人一起度假或你用奖金来给自己买了一辆新车等等，这让你充满实现目标的想象，有助于舒缓特定任务给你带来的压力。

积极思维不仅能够带来内心的平静、成功、改善人际关系、更好的健康、幸福和满足感，而且有助于使人们生活得更加顺利。它还有助于在面临潜在的巨大压力的情况下，平静地沉着以对，并让我们帮助我们自己获得成长和成功。因此，要培养积极的思维！而且要注意，积极思维具有高度的传染性！

寻找释放压力的途径：

在工作的时候，我们要处理难缠的客户，内心里充满了各种压力，有时候你简直想把一切都扔向空中，尖叫着在走廊里狂奔，或只是蜷缩在角落里，彻底消失。你觉得你倦怠无比，或更糟的是，你要崩溃了！

作为一名成功的高管，你可能也意识到无论内心里有多大压力，但在你的团队和客户面前，你都要表现得很镇定，任何时候都能控制局面，这是很重要的。但是，无法缓解压力会导致严重的健康问题，最终你还会完全崩溃。下面讲述一些技巧，以期有助于你不断地缓解压力，无论是在办公室里还是在家里。

任何时候，当你开始感到有压力的时候，你都可以慢慢地深呼吸，当你每次呼气时，想象你的压力从你体内流出。是的！听起来似乎很神秘，但其实这很有效。另一个方法是慢慢地更清晰地说话，当你这样做的时候，你就会意识到你是在更清晰地思考，更合理地进行反应。同时，与其他说话气喘吁吁、手势夸张的人比起来，这使你看起来显得更有自制力。

另一个有效缓解压力的方法是检查姿势。无论何时，当你感觉到压力很大时，你都可以检查你的姿势。如果你正坐着，那么你可以把双脚平放在地面上，双腿互相平行，伸直你的肩膀和脖子；把你的下巴放在你的锁骨之间。如果你是站着的，你可以做以上的所有动作，并稍稍地伸直你的脊柱！你将会马上感到好多了！

下次当你所处的情境使你无法站起来，伸展伸展或走动走动或做一些平时用来舒缓压力的任何动作时，你可以运用心的力量！答应自己在会议或一天结束时奖励自己一下。它可以只是一块巧克力或一个泡沫浴或去购物。然后想象当你那样做的时候，你的感觉是多么的好！你再次快乐起来。另一种方法是回忆一件使你感到快乐的事情或活动，并再次在你的脑海里重放一遍那个景象。这是非常简单的，比如，当你处在一场压力很大的谈判中时，你想象你在海滩上，海滩的气味和声音，沙子在脚下的感觉，凉凉的海浪打上来，又落下。你会再次轻松起来，你感到快乐，不再压力重重。

学会将你的工作与你的个人生活分开。步行回家，或当你驾车回家的时候，听一些舒缓的音乐，把工作的紧张抛到脑后。回到家后，洗个澡，你焕然一新，和家人一起享受天伦之乐，让你自己享受原来你答应给你自己的奖励。

一旦你把这些技巧付诸实践，你将会发现，你已经准备好接受新的挑战并到达更高的高度！

获得对困难客户的免疫力：

客户是任何企业得以存在的理由。一个快乐的客户可能不会把对你的组织的正面感受告诉二十个以上的人，但一个不快乐的客户会把对你的组织的负面感受告诉至少80个人以上，而开发一个新客户的成本比留住一个现有客户的成本多八倍。作为一个成功的高管，你可能比其他很多人更了解这些。

问题是今天的客户也知道这一点。客户知道，由于市场竞争激烈，因此他是上帝。如果有人无法满足他的要求，他都可以来找你，而如果你不能使他满意，总有别人可以满足他！巨额的广告费用用来吸引客户，而通过满足客户及取悦客户来留住客户就是你的责任了。

但有时候，就是有一些特别棘手的客户。他们提出不合理的要求，提出不切实际的最后期限等等。他们为了一些他们问了无数次的小问题而打电话给你，使你的谈话毫无生产力可言，耗费你的时间，然后抱怨工期超时，使你压力成山！你该如何处理这些来自地狱的客户呢？你如何能够阻止他们消极地影响你和你的团队呢？

以下是一些技巧：

专业地对待这些客户！愤怒和紧张的客户是客户群体的一部分。微笑以对，有兴趣地听他们说话。无论是通过电话、互联网或面对面交谈，都记下他们投诉或建议的细节。这不仅能给你提供参考，还可以作为证据，以防事态升级。在客户述说

70

问题后，总是寻询问他们的意见，问他们导致问题出现的原因及可能的解决方案是什么。这使得他们成为解决方案的一分子，让你能够深入了解客户的想法。

学习基本的呼吸和计数练习有助于你舒缓压力，让自己冷静下来。对客户能够与你取得联系并讨论问题的时间设置一些严格的规定。如果客户做出很多改变，一定要详细记录，并延长交期。设置一些不可协商的沟通协议，委托客户公正地访问你的团队。创建一个客户接待室，让他们在那里等候。不要让他们影响你与其他客户的交易及你职业生涯的其它领域。

客户有时候就像孩子，你必须真正地了解他们需要什么并为他们提供一个完整的解决方案。保持冷静，友善待人，立场坚定，看看最棘手的客户是如何变成一只柔软的猫的。

微笑地面对"满负荷"的情境！

当一个新生命来到这个世界时，一件被称之为"情绪"的行李也跟随而来！而且这件行李与"这个人"一辈子在一起！我们把这些行李称为"感受"——幸福、悲伤、绝望、愤怒、挫折、爱、疲劳等等各种感受。当然，婴儿的情感表达与一个孩子、一个少年的情感表达完全不一样。但谁的感受或情感都没有成年人世界的感受更剧烈，特别是在工作的竞技场上！

从你得到一份新工作开始到你退休时，你遇到来自不同文化和背景的许多人，他们都有各自不同的性格和特点，因此友谊和敌人都充斥在工作场所里也是很自然的现象！在非正式的讨论场合（比方咖啡厅、你自己的工作间、办公场所外面等）或正式的讨论场合（管理会议、与雇员面对面、和直接上司在一起等）中，"好"和"坏"的感受都会出现。

对情绪的温和影响可以很容易解决，但对情绪的强烈影响需要小心处理。实际上，如果你是照看整个部门或团队的一名高管，你必须有很强的自省能力，并能够运用人际关系技巧来保持团队的平稳运行。

为什么现在的讨论通常会升级为冲突呢？有的人可能已经习惯性地把事情过度个人化。他们不能对他们的错误负起责任（如果犯了任何错误的话）或接受另一个人的观点。你自己也可能会是一个这样高度敏感的人，谁知道呢？有的人生气只是因为他们希望有人来听听他们的发泄，但这却无法做到！相反，他们"所谓的"听众唯一感兴趣的就是让他们自己被听到，并淹没别人的声音。有的人过于感性，给你无限的信任，让你表现成那个样子！而你遇到了一个无法用适当的语言来表达清楚任何事情的残疾人。

当然，这并不是说所有的办公室讨论都会导致冲突。有很多事情已经得到了适当的解决，使周遭有一种祥和的感觉！但压力很大并快速变化的现代生活方式必定会给工作场所的氛围造成一定的影响。

因此专家建议发展情商或EI，以在这个"狗咬狗"的世界里生存下来!有三种方法可以用来提高情商-

(1) 第一步被称为自我意识。你的个人经历及与他人的互动应该会让你深入了解你自己的情绪。这意味着你应该能够了解哪些情况及哪类人能彰显出你最好的或最坏的方面。那些情况及人是撩动你的无数情绪的导火索。了解这些情绪和人，你就已经成功一半了！找出你的情绪在那种情况下会变化的原因，以及你的情绪是如何影响你自己、他人及你工作的生产率的。

(2) 自我调节是第二步。现在，最简单的办法就是避免"触发"你强烈的情绪！但是你真地认为一直避开那些人或情况是可行的吗？根本不可能！因此，你能做的最好的事情就是开发出处理那些情况的技能。当然，在你成为这方面的专家之前，这需要很强的自制力、耐心和练习。不要忘记，所有的成年人都有一个自我，包括你！毕竟，人类天生就是一个情感动物——因此没有必要对自己的感受抱持羞愧态度或总是责备自己。

如果人们希望你听，那你就听。请不要打断他们！等他们说完后，你礼貌地问他们你是否能够提供帮助。大多数时候，令人吃惊的回答是"不"，他们只是希望有人倾听，并不需要建议！如果情况似乎要失控，停顿是明智的。让他们有冷静下来的时间，当事态重新平复的时候，再提起那个问题。卷入争执当中无济于事。而且，一旦说出来的话无法收回。同时，如果对方出现极端的行为，不要容忍。用礼貌但坚决的语气，要求对方降低声音说话或甚至表明你不相信那样的行为必须被接受。

（3）开发内在潜力的最后一步是自我激励。永远保持积极的态度，无论发生什么情况！是的，这非常难做到，因为你被那么多的负面思维困扰！但乐观的态度是一种你必须发展出来的品质。阅读伟大的演讲家撰写的励志书籍，比如诺曼·文森特·皮尔、奥格·曼狄诺等人的著作。试着听听提倡积极思维的磁带。只是正面地思维。如果你总是给四周散发出积极的光环，任何人，包括你的同事、老板及工作场所外的人——都很难刺到你的自我！而且积极心态是会传染的，就像消极的态度会蔓延一样！

现在，你有了控制内心的适当技能，像同理心这样的人际技能及社交技能的开发将不会非常困难。因此，不要操纵人，也不允许别人操控你！

让自己充满能量，不要让激情泯灭！！

让我问你几个问题，好吗？"你的孩子几乎看不到你，或许除了在周末，是吗？你打了很多电话，都只是为了做生意，很少私人电话，对吗？上次你与家人坐在一起吃饭的时间，你是否已经忘记了？你是否甚至忘记了结婚纪念日的时间？"

对以上问题的肯定回答足以让这个世界相信你是一个工作狂！有的人不知道什么是工作狂，"工作狂是只专注于工作及更多工作的人。工作狂只知道沉迷于工作！"，他们忽略了健康和家庭，大部分的清醒时间都花在办公室里，避免社会联系，有时甚至把工作带回家。

奇怪的是，这是被社会上大多数人心甘情愿接受的一个状态！当一个酒鬼因其行为被谴责时，一个工作狂被羡慕和敬畏地看待！许多并非雄心勃勃的人甚至希望他们可以像工作狂那样，在他们各自的领域里获得同样的成就！当然，雇主喜欢这种类型的员工！

现在，可能有无数的原因致使你变成那个样子——自从电子邮件、手机和即时消息出现以来，你总是被"工作"包围着。人们，尤其是你的老板，很容易就可以找到你！而且，你害怕被裁员。你可能会觉得，如果你不忙不停蹄地工作，你可能会被代替；特别是在当今的情况下，这是一个非常现实的因素。在此，童年的制约再次起了重要的作用。我们在成长的过程中，都被教育要相信"工作是天职"这样的信条，悠闲（哪怕是一分钟）绝对是错误的！加班能够获得奖金和晋升。你可能会觉得，如果你充分利用你的工作时间，以后你就可以后顾无忧了。

不管你的原因是什么，现在是让你给生活"充电"的关键时刻了，你需要学习在工作和个人生活之间把握平衡-

(1) 借助笔和纸，列出时间安排的优先顺序。从每星期做一次开始。为工作、家庭、社会交往、休闲娱乐活动及待定的工作等事项安排固定的时间。

(2) 请谨记，你的家人是你的支柱，他们是值得你付出时间的。在你最需要的时候，是你的家人给予你支持。因此，试着把你晚上的时间安排出来，与他们共享天伦之乐。甚至当你在旅游和旅行时，也要保持定期联系。如果你今天忽略了你的家人，以后你将会很孤独。

（3）现在，考虑你的短期和长期目标。列出到目前为止你已经实现了的所有目标。下一步你想实现哪个梦想？让你的配偶一起来帮你制定可行的行动计划，两个人的智慧总比一个人的智慧多。如果你觉得你以前的计划确实不可行，那就重新拟定一个！

（4）现在，你愿意与你的家人分享你所承担的压力和负担了，那么你也要确保你在工作方面是没有压力的。当你应该的时候——不像早些时候你希望事无巨细都自己处理——你要学会授权。在此，你必须清楚地了解你的能力及你可以授权的事项。告诉你自己，你无法处理或不能按时完成的任务会使你的老板不高兴。

（5）在你去工作的路上，如果你是在一辆车上，你可以利用这段时间听磁带或光盘——那些激发人心及强调积极思维的力量的磁带或光盘。在红绿灯前，你也可以进行头脑风暴式的思考，这样你会想出一些新点子。如果可能的话，有时候你可以让别人开车送你上班；你只是放松地阅读一本书或祷告。

（6）有时候，乘公共交通上班，可行吗？如果路途不是很远的话，甚至可以步行去上班，可以吗？步行是一项非常平静的运动，还能够让你有机会重新观察周遭的环境，之前你太忙了，没有时间好好地看看周围的环境。

（7）联络回新朋旧友，但给自己留出静静地独处的一些时间。独自去散步、运动（或报名参加健身会或瑜伽），去钓鱼或划船，自己去吃午餐，做任何可以把时间给予自己的事情。或提前赴约，早到 15 至 20 分钟，并有效地利用那段时间。

（8）　全职母亲，你可以和你的朋友一起聚会并成立一个"临时保姆圈"。如果你需要休息几天，你的朋友可以照顾你的孩子，反之亦然。

（9）　如果你可以联系到与你有相同兴趣(运动、徒步旅行、园艺等)的组织，那就太好了。他们肯定会让你感到放松。

（10）如果你想为社会做出一些贡献，你可以为社会提供志愿服务。

（11）如果你想与人分享你的特殊天赋和技能，你可以举办你自己的课程（服装设计、绘画、教练、教学、个人发展等）。

(12) 如果你害怕某天你会失业的话，嗯，那么你还可以利用这些课程来为你带来金钱收益。你很轻松，还能赚到钱。

你只有这短暂的一生！充分利用你这难得的人生！

告诉你自己——"我生命当中最重要的人是我！"

"我真地感觉我已经手脚并用了！我如何马上处理这么多事情？"，这听起来很熟悉，是吗？是的，很熟悉，尤其是如果你是一名高管的话！而出现这种情况的原因，仅仅是因为你想把48小时甚至更长时间的工作塞进一天的24小时之内！！

现在，请停下来，好好地思考，"用"好"的行为来博取周围每一个人的好印象，真的如此重要吗？抑或偶然地为自己着想一下，也是值得的？"，实际上，两者都是重要的，但应该以不伤害个人、家庭及公司需求的方式来实现。但如何做到呢？看看下面列出的建议是否对你有所帮助吧：

好的管理是生产力最大化的关键。

一、 每天睡觉前为什么不花点时间计划第二天的事情呢？

    1.把第二天上班要穿的衣服及需要带的物品准备好。

    2.列出第二天需要完成的事项（工作上的及工作之外的）。

    3.全职母亲要成为较大的孩子的榜样，并让较大的孩子分担一些责任，特别是当有其他较年幼的孩子在一起的时候。

    4.提前计划好第二天的餐单（或甚至整个星期的餐单）。

现在你早上的时间较充裕了，不用心急火燎了，是吗？谁知道呢，或许你可以平心静气地吃早餐，甚至有时间喝一直想喝的第二杯咖啡了。

二、 在工作场所内，你也会碰到很多浪费时间的事情！私人电子邮件和私人电话可以暂时搁置到一天快结束、你较空闲的时候处理。此外，你也问问你自己，你是不是真地需要这么多次的休息时间？至于进入你的工作领域、和你闲聊的人，你可以给他发送一条礼貌的信息，说"我确实是有很多事情要做，如果您要说的事情很重要，是否可以定下稍后再谈的时间？"，这样做的结果是，你按时完成了你的工作，心境平和地回家了。你的家人该不会为此感到惊讶和兴奋吧。

三、与工作有关的电子邮件太多了，是吗？这很难避免，因为计算机几乎完全占据了我们的生活！不要不断地打开电子邮件信箱。一天只查看两次邮件。只回复那些需要立即回复的邮件，回复要言简意赅，切中主题。其它的邮件可以删除或稍后处理。有关争议、抱怨及批评的议题，用电话讨论。当使用智能手机时，不要沉迷。要有约束，在固定的时间使用，每天查看两次或三次智能手机。当和你所爱的人一起吃饭时，玩弄智能手机是一个禁忌。

四、噢，那些可怕的电话！嗯，既然无法避免，那就非常专业并简短地结束电话吧。不要没完没了地讲电话。如果有问题需要详细讨论，让他们发电子邮件过来。确保呼叫方意识到还有其他人在等着你。但总是要有礼貌。事实上，设定专门的"电话时间"是好的，当然，还是一天只有两次。

五、*不要做尝试做超人！*现在，你是一名高管，一名管理一个部门、同时也在这个部门工作的人。不要试图成为单个人的表演秀，试图包揽一切！有些事情要自己亲自做，但有更多工作，其他人可以处理得和你一样好。嗯，学会授权，委派任务。事实上，用心了解你的团队成员并估量他们的能力后——分配任务就变成一件轻而易举的事情！而你的下属也从你身上学到一项重要的领导品质。这样，别人下班的时间，也就是你的下班时间！

六、如果我说"不"，他们就会感觉不好！请原谅我，但让这个世界上的所有人都对你满意，是可能的吗？如果你承担了人们推到你身上的一切事情，你就忙得永远都没有时间把你的头抬出水面！你只能自己安慰自己，那些非常了解你的人将会明白的！你无法帮助其他人；你确实没必要对任何人进行任何解释。当然，没必要那么粗鲁！语气一定要适当——充满同理心，但立场是肯定的。表示真诚的歉意（没必要过度的抱歉），但表示那件事无法安排进你的日程安排里。如果稍后你有空闲的时间，你可以保证说你稍后将承担这一任务。这也适用于处理你的老板交给你的工作——因为如果你答应了一些事情，而后来你不能完成的话，你最终会伤害感情，失去别人对你的信任。

七、现在最困难的部分是——保持正面心态！与关注成功相比，我们总是习惯于更多地关注失败，以致于我们的生命无法向前迈进！认识到失败是成功的垫脚石是很困难的。看看从失败中你能学习到什么，然后继续向前迈进。当然，尽量避免重复犯同样的错误。请记住，永远不要拿自己跟任何人比较。我们当中的每个人都有自己的能力和潜力。因此，与心态积极的人呆在一起并保持对自己的肯定是明智的——我是独一无二的；没有人会和我一样。毕竟，上帝从来都没有制造过垃圾！

上述现在应该离开你有足够的时间来陪你爱的人,阅读,听音乐,散步和其他活动,宠爱自己,运动,或者只是放松,什么都不做!!

第十章：结语

在全球经济每周都持续恶化的情况下，现在每个人都关注第二次经济大萧条是否会很快就来到。高管们感到沮丧并压力重重。但在此我还想表明的是，总有一条出路。你总是可以重新发现你自己并进行自我改造。你总是可以找到应对当前的负面情境的方法。所有你需要做的就是相信你自己，并相信上帝。

每一个人都将面临/曾经面对过工作场所中的各种情况。同时，通过深入研读本书，你应该发现，每个问题都有其自己的解决方法。你可能无法改变环境，但你绝对可以转化你自己，以更好地面对周遭环境。那么，行动起来，彻底转化自己！了解自己，了解你的处境，稳步迈向你的理想目标。

经过几年的广泛研究，加上我自己的个人经历，我相信每个人都可以转化自己。你能做到，我能做到，你的隔壁邻居也能做的！唯一需要的品质是勇气、永不言败的态度、发展的精神力量。那些相信上帝的人总是发现他比别人更容易转化及改变自己。对此我有亲身体验，我发现我非常想写一本书，但却无法动笔，因为我在企业界的工作非常忙碌。就像你和其他很多人一样，我跌入消沉和倦怠的时期。一些*祈祷、坚实的信仰及一个完整的转变让我终于实现了我的目标!*我专注于"核心"问题，而不是所产生的症状上面，这就是我成功地克服困难、完成本书的原因。

我用下面这首诗来总结我的经验：

转化自己

金融海啸已经来到我们身边，

它威胁我们，要来破坏我们的 生活，

公司倒闭，饭碗被席卷，

曾经矗立工厂的地方，一片狼藉

才能不足以生存度日，

已无法留存很多公司的生命

我们可以转化我们自己，

我们可以 帮助别人重整旗鼓

无论我们的业务多么困难，

无论我们的财政多么紧张

海啸风雨过后，

是经济复苏的彩虹。

或许我们会跌倒，

或许我们无法永存，

但上帝一直在护佑我们，

帮助我们度过艰难时日。

邓耀兴博士

我也希望我的这首诗及本书能够成为一个有用的指导，帮助你找出你的问题，并告诉你如何处理它们。*遵循上述的所有技巧是至关重要的*。你将会获得健康、信心、积极的态度及祥和。

　　如果我的建议能够帮助你解除痛苦和悲伤，那么这个世界上就没有比我更快乐的人了！我祝福并祈祷你获得成功的人生。如果现在你感觉情绪低落，那么不要让这种感觉持续下去——下定决心，转化及改变你自己！

所有最好的都属于每一个人！

www.ingramcontent.com/pod-product-compliance
Lightning Source LLC
Chambersburg PA
CBHW052104270326
41931CB00012B/2884